U0910918

“秦药”资源与产业研究丛书

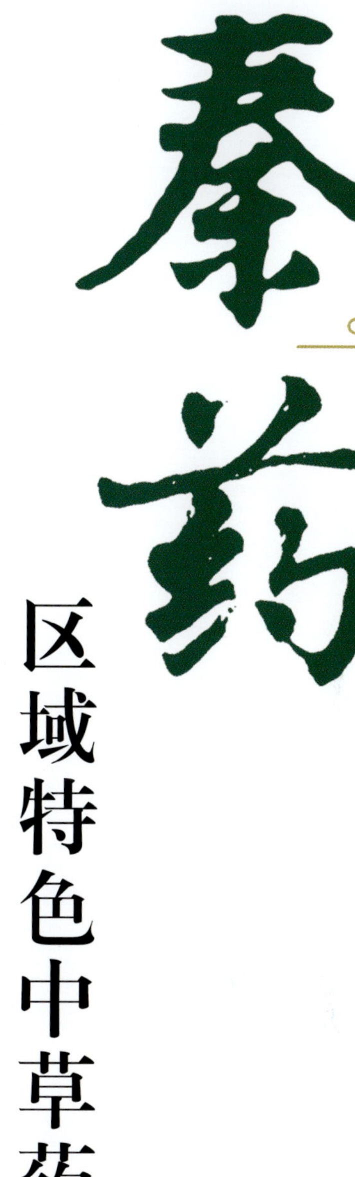

秦药区域特色中草药

主　编　王昌利　颜永刚
副主编　卫　昊　张　岗　王　潇

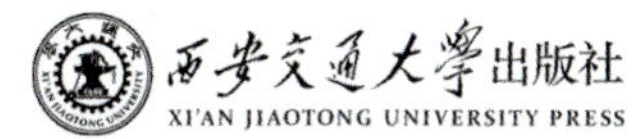

西安交通大学出版社
XI'AN JIAOTONG UNIVERSITY PRESS

图书在版编目（CIP）数据

秦药：区域特色中草药/王昌利，颜永刚主编.
西安：西安交通大学出版社，2025.4.--ISBN 978-7
-5693-0036-9

Ⅰ. R282

中国国家版本馆CIP数据核字第20240AA980号

QINYAO: QUYU TESE ZHONGCAOYAO

书　　名　秦药 区域特色中草药
主　　编　王昌利　颜永刚
责任编辑　张沛烨
责任校对　肖　眉
责任印制　张春荣　刘　攀

出版发行　西安交通大学出版社
（西安市兴庆南路1号　邮政编码710048）
网　　址　http://www.xjtupress.com
电　　话　（029）82668357　82667874（市场营销中心）
（029）82668315（总编办）
传　　真　（029）82668280
印　　刷　陕西印科印务有限公司

开　　本　787 mm × 1092 mm　1/16　**印张**　9　**字数**　141千字
版次印次　2025年4月第1版　2025年4月第1次印刷
书　　号　ISBN 978-7-5693-0036-9
定　　价　138.00元

如发现印装质量问题，请与本社市场营销中心联系。
订购热线：（029）82665248　（029）82667874
投稿热线：（029）82668805

编委会

序

Foreword

中医药是中华民族五千年优秀文化历史的结晶，是现今世界上保留最完整的传统医学体系，为中华民族的繁衍昌盛和人类健康做出了巨大贡献。随着健康观念和医学模式的转变，中医药在医疗卫生事业中越来越显示出自身的独特优势。

中药是中医药传承和发展的物质基础，道地药材是我国传统优质药材的代表。陕西是中华文明的重要发祥地之一，自炎帝神农在陈仓尝百草始有中草药以来，历经数千年发展，形成了独具特色的文化内涵，从《神农本草经》到《新修本草》，从《开宝本草》到《本草纲目》，名医云集，医典荟萃，秦药道地。

为推动“秦药”产业振兴，加快发展现代中医药产业，实现中医药振兴和乡村振兴，作为全国中药资源大省，陕西省人民政府将培育、提升“秦药”品牌作为一项长期战略任务。而发挥“秦药”资源优势，壮大“秦药”产业，提升“秦药”的核心竞争力和国内外知名度，围绕“秦药”产业链部署创新链，依托创新链延伸产业链，则是实施“秦药”产业精准发展的策略与路径。2020 年 6 月，陕西省卫生健康委员会、陕西省中医药管理局等八部门联合发布了“秦药”遴选结果，为打造地产大宗道地和区域特色优势中药材、优势中成药“秦药”品牌，快速发展陕西中医药产业奠定了基础。

王昌利教授领衔的团队在充分调研的基础上，依据文献记载及研究成果，系统地从“秦药”的名称、本草考证、植物形态、生长习性、分布、栽培历史、采收加工、药材性状等方面对 10 种区域特色中草药进行了阐述，编写了《秦药 区域特色中草药》一书。纵观全书，内容翔实，图文并茂，理论坚实，陈述简明，不但填补了“秦药”文化属性的空白，推动了“秦药”文化传播，而且宣传“秦药”品牌。相信本书对陕西中医药产业发展有积极的推动作用，对从事中药科学研究的工作者、中药企业和药农具有重要的实用价值。

图书不仅能传授知识，尚可从中开阔思路。书稿即将付梓，邀我作序，感谢撰著者团队的信任，怀着崇敬、恭贺之情，谨致数语，乐观厥成。

国家中医药管理局副局长
中国工程院院士
中国中医科学院院长

黄璐琦

2023 年 9 月

前　言

Preface

中医药学是中华民族的伟大创造，是中国古代科学的瑰宝，也是打开中华文明宝库的钥匙，对世界文明进步产生了积极影响。随着经济全球化的发展，中医药逐渐走出国门，已在全球100多个国家和地区开展医疗、贸易服务，为赋能共建国家民众健康保障、促进民心相通发挥了积极作用。

为了实现中药产业的可持续发展，我国于1997年9月启动了“中药现代化科技产业行动计划”，并于2002年6月1日正式颁布实施了《中药材生产质量管理规范》；2015年5月，国务院出台了《中药材保护和发展规划（2015—2020）》，这些为中药材现代化生产指明了方向。2020年6月，为带动地方经济发展，树立“秦药”品牌，陕西省卫生健康委员会、陕西省中医药管理局等八部门联合发布了“秦药”遴选结果，优选出了15味大宗道地中药材、10种区域特色中草药、20种优势中成药。

为贯彻落实《陕西省中医药发展战略规划（2017—2030年）》，《秦药区域特色中草药》编写团队以遴选结果为依据，从药材的本草考证、植物形态、生长习性、分布、栽培历史等方面，对入选的盘龙七、太白贝母、华细辛等10种区域特色中草药进行了梳理与总结，丰富了药材区域特色的内涵，填补了“秦药”文化属性的空白，为宣传“秦药”、振兴“秦药”产业奠定了良好的基础。

为使本书更具科学性和实用性，编写组成员对秦药中药资源及种植产业进行多年实地调查，形成一手资料，参考了《陕西省第四次全国中药资源普查工作手册》《陕西省药材资源普查技术报告》《中药材生产质量管理规范实施手册》《渭北黄土旱塬适生中药材种植技术》等书籍编写而成。本书既是对陕西中医药文化建设的加强，也是对陕西省中医药产业发展的推动，对推动“秦药”文化传播，提升“秦药”社会影响力，打造“秦药”品牌起到重要作用。

本书在编写过程中得到了陕西省中医药管理局、陕西中医药大学各级领导的大力支持。且担任本书编纂工作的专家均多年从事中药科研、教学的一线工作，他们具有坚实的理论基础，扎实的文字功底。在繁忙的工作之余精诚协作，团队成员勠力同心，共同完成了编写工作，在此一并表示衷心感谢！

由于编写时间仓促，编写水平有限，书中难免存在不足之处，恳请广大读者批评指正，以便在今后修订时加以完善。

陕西中医药大学“秦药”研究创新团队

2023 年 9 月

目　录

Contents

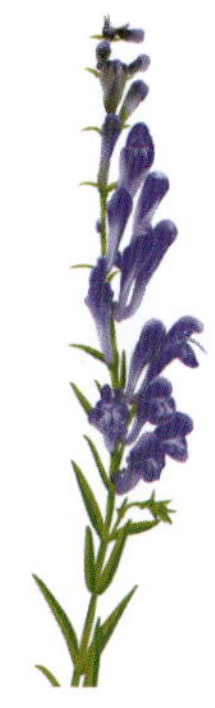

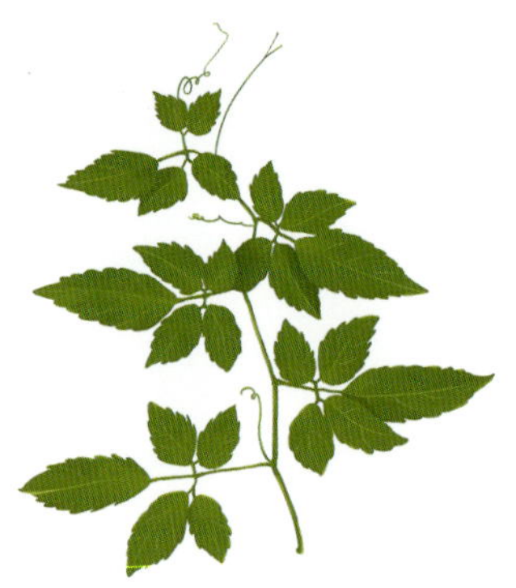

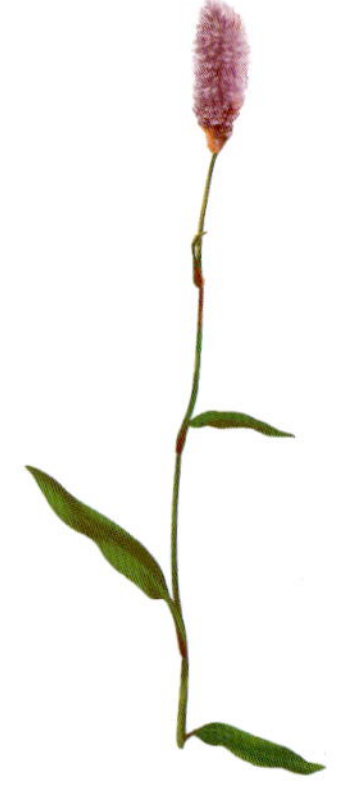

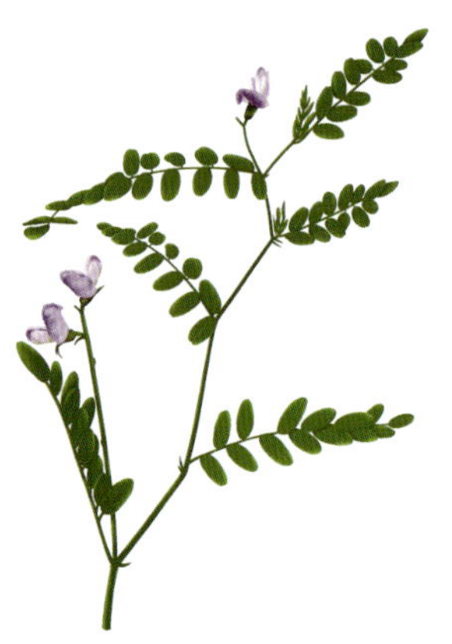

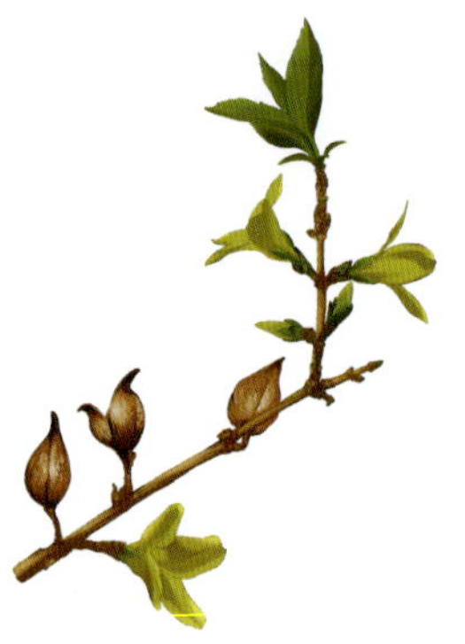

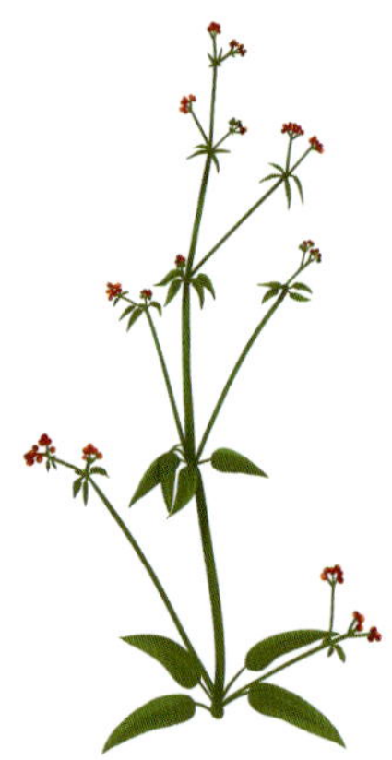

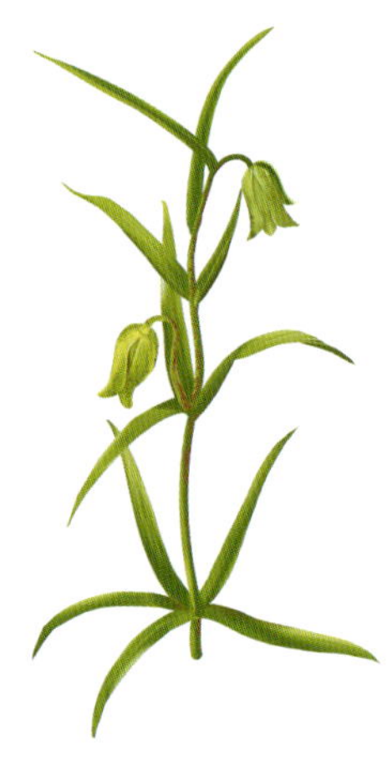

附乌头而生者为附子，如子附母也。

——《本草纲目》

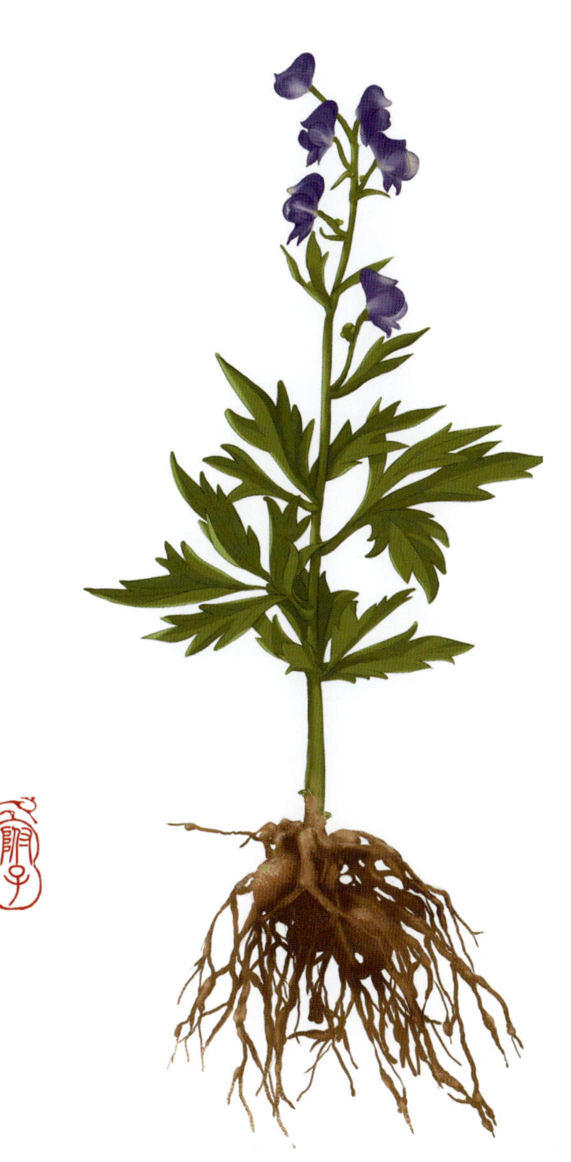

附 子

ACONITI LATERALIS RADIX PRAEPARATE

本草考证

1. 名称考证

附子，别名堇、奚毒、黑附子、莨、八角附子，其以“附子”之名进入本草学著作始于《神农本草经》，其后历代本草典籍均以“附子”为正名。《本草纲目》引《广雅》云：“奚毒，附子也。一岁为萴子，二岁为乌喙，三岁为附子，四岁为乌头，五岁为天雄。”不难看出，该时期人们认为附子、乌头为同一植物在不同采收时期的不同名称。与此观点相似，《名医别录》也按不同采收期划分附子和乌头，言“八月采为附子，春采为乌头。”

陶弘景在《本草经集注》对“八角附子”一名有所记述，他认为“附子以八月上旬采也，八角者良。”《本草图经》亦云“（附子）八角者为上”。真正以“八角附子”一名记述者，则首见于《外台秘要·拔白发良日并方三首》，方中用“八角附子（一枚），大酢（半升）”，《普济方·本草药性异名》也有“附子一名八角附子”的记述。然陈藏器则于《本草拾遗》中对附子“八角”重新定义，曰：“附子，无八角，陶强名之，古方多用八角附子，市人所货，亦八角为名。”以此解释“八角”非之形，只作其名，其“八角”多指附子表面瘤状突起的支根或支根痕。

“黑附子”之名则始于《中藏经》，此后的历代医书也多以此名收载附子。

关于此名称的来源，主要是为了区别附子、乌头、草乌三种不同药物，如《本草汇言》在附子项下有说明，“（附子）外有两种，一种草乌头，一种白附子，不与此类同种，别一物也。故俗呼附子为黑附子，乌头为川乌头，以别之。”

至近代，各文献及现行药典均以附子为正名。

2. 基源及产地考证

现今的中药学典籍及现行药典对于附子、乌头的基源有着明确的论述，附子为毛茛科植物乌头*Aconitum carmichaelii* Debx.的子根的加工品；乌头（川乌）为毛茛科植物乌头*Aconitum carmichaelii* Debx.的干燥母根。由此不难看出，附子、乌头为同一植物的不同用药部位，这也与前文提到《广雅》中的论述有相似之处。

关于附子、乌头的基源和药用，自《神农本草经》始多有记载，如该书在乌头项下有“是附子角之大者，畏、恶与附子同”的表述。至明代，《本草纲目》则对附子、乌头、草乌的基源有了较为详细的记载，在附子项下言：“（附子）初种为乌头，像乌之头也。附乌头而生者为附子，如子附母也。乌头如芋魁，附子如芋子，盖一物也。别有草乌头、白附子，故俗呼此为黑附子、川乌头以别之。诸家不分乌头有川、草两种，皆混杂注解，今悉正之。”这是首次对川乌、草乌进行了区分，认为川产以外的乌头均为草乌头，曰：“其产江左、山南等处者，乃《本经》所列乌头，今人谓之草乌头者是也。”此后《本草汇言》乃至清代的《本草洞诠》《本草备要》《本草求原》《本草从新》等诸多本草均延续了《本草纲目》中的观点。

关于附子的产地，《范子计然》载“附子，出蜀武都（今四川江油）中。白色者，善。”《吴普本草》则认为“或生广汉。八月采。皮黑，肥白。”《名医别录》则记其“生犍为（今四川犍为）及广汉”。陶

《本草从新》中关于附子产地的记叙

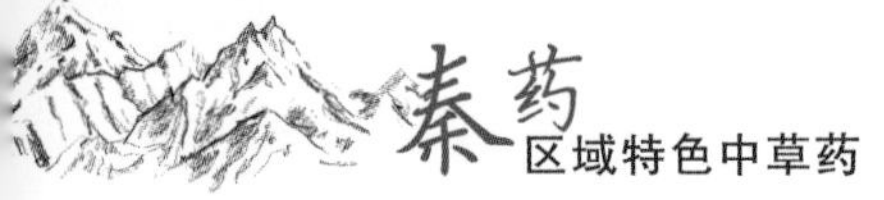

弘景在《本草经集注》天雄条下记载：“天雄似附子……此与乌头、附子三种，本并出建平（今重庆巫山一带），谓为三建。今宜都佷山（今湖北宜昌境内）最好，谓为西建。钱塘（今属浙江杭州）间者，谓为东建，气力劣弱，不相似，故曰西水犹胜东白也。”增加了湖北、浙江两处产地。与此观点所不同，《新修本草》天雄条下载：“天雄、附子、乌头等，并以蜀道绵州、龙州出者佳。余处纵有造得者，气力劣弱，都不相似。江南来者，全不堪用。陶以三物俱出建平故名之，非也。……《尔雅》云：芨，堇草。郭注云：乌头苗也，此物本出蜀汉，其本名堇，今讹为建，遂以建平释之。”此以谐音误读而否定陶弘景认为三者均出建平的说法，提出“此物本出蜀汉”，说明川蜀自古便是附子类药材的产区，并首次指出了江油附子的道地性。孙思邈在《千金翼方·药出州土》剑南道所产药材中明确记载：“绵州：天雄、乌头、附子、乌喙、侧子、甘皮、巴戟天。龙州：侧子、巴戟天、天雄、乌头、乌喙、附子。”

《本草图经》记载：“乌头、乌喙，生朗陵山谷。天雄生少室山谷。附子、侧子生犍为山谷及广汉，今并出蜀土。然四品都是一种所产，其种出于龙州……绵州彰明县（今江油南部）多种之，惟赤水一乡者最佳……岂今人种莳之法，用力倍至，故尔繁盛也。”可见在宋代，附子植株已为栽培品，并与其他地区所产的野生品有了明显区分，其道地产区在今四川江油一带。

清代吴其濬的《植物名实图考》在描述乌头植株的同时提出野生品与栽培品在毒性及形态上的差别，并对造成这一差别的原因作出补充，“附子，今时所用，皆种生者”“但古人所用皆野生，川中所产者皆种生，野生者得天全，种生者假人力，栽培滋灌，久之与果蔬同，性移而形亦变矣。”《本经逢原》载：“近时乌、附多产陕西，其质粗，其皮厚，其色白，其肉松，其味易行易过。”《本草崇原》载：“附子，以蜀地绵州出者为良，他处虽有，力薄不堪用。”“今陕西亦莳植附子，谓之西附，性辛温而力稍薄，不如生川中，土厚而力雄。”《本草求原》载：“川产者佳。今市者皆陕西附子，其力薄。”《本草害利》有“附子，陕西出者名西附。”

《药物出产辨》载附子“产四川龙安府江油县”，川乌头“产四川龙安府。陕西汉中两属所产均适用。”《中华本草》曰：“（附子）主产于四川江油、平武、绵阳，陕西城固、户县、南郑”，不难看出，此时陕西已成为附子的又一大产区。

3. 药用历史沿革

《神农本草经》因附子有大毒，将其列为下品，“主风寒，咳逆，邪气，温中，金疮，破癥坚积聚，血瘕，寒温，踒躄，拘挛，膝痛不能行步”等疾患。张仲景《伤寒论》中有 21 首方剂用到附子，《金匮要略》中有 11 首方剂用到附子。这些经方中四逆汤、麻黄附子细辛汤、附子粳米汤、大黄附子汤、附子泻心汤、黄土汤等及其配伍至今仍被众多医家所喜用。

《名医别录》言：“（附子）主治脚疼冷弱，腰脊风寒，心腹冷痛，霍乱转筋，下痢赤白，坚肌骨，强阴。又堕胎，为百药长。”其指出了附子有散寒止痛，强筋健骨的良效，但孕妇当慎用。《本草经集注》云：“地胆为之使”“世方动用附子，皆须甘草，或人参、干姜相配者，正以制其毒故也。”即用甘草、人参、干姜制约附子的毒性。

《备急千金要方》中的温脾汤配伍附子以温补脾阳、攻下冷积，治疗冷积便秘，或久痢赤白，腹满疼痛，手足不温，舌苔薄白，脉沉弦者。

宋代又创附子新方，如参附汤（《妇人大全良方》）、正阳散（《太平圣惠方》）、醒风汤（《太平惠民和剂局方》）、四味丸（《圣济总录》）、济生肾气丸（《校注妇人良方》）。

金元时期，刘完素认为附子“大辛大热，气厚味薄，可升可降，阳中之阴，浮中沉也，其气入腹，无所不至，为诸经引用之药。”

明代，附子多为要药所用。张景岳云：“夫人参、熟地、附子、大黄，实乃药中之四维……人参、熟地者，治世之良相也；附子、大黄者，乱世之良将也。”《本草纲目》总结附子药效更为详尽，主治“三阴伤寒，阴毒寒疝，中寒中风，痰厥气厥，柔痓癫痫，小儿慢惊，风湿麻痹，肿满脚气，头风，肾厥头痛，暴泻脱阳，久痢脾泄，寒疟瘴气，久病呕哕，反胃噎膈，痈疽不敛，久漏冷疮。合葱涕，塞耳治聋。”

疥癬。金制風 惡瘡。水濟火也 殺諸虫毒。去死肌。土勝濕解毒而主肌肉 所治皆積氣內盛風痰壅滯之病。

附子 辛溫大熱。毒。主治風寒欬逆邪氣。太陽陽熱之氣不周於皮毛則寒邪逆於上。附子益太陽之標陽 寒濕踒躄拘攣膝痛不能行步。少陽火熱之氣不行於肌關之骨節故也。附子能助少陽之火則寒不下着 破癥堅積聚。陽氣虛而寒氣內凝 血瘕。血寒聚而為瘕 金瘡。寒在血內則刀傷潰爛而肌不長 川產者佳。今市者皆陝西附子。其力薄。宜火氣司歲之年收之。水浸火炒。用若童便煮。則力減。川烏頭乃初種而未生附子者。如芋之頭。主

《本草求原》中关于附子功能等的记叙

清代名医郑寿全认为“非附子不能挽欲绝之真阳……附子大辛大热，足壮先天元阳……能补坎中真阳，真阳为君火之种，补真火既是壮君火也”，将附子的运用引向历史的最高峰。

近代，祝积德（字味菊）在其独创的温潜法中，将附子与磁石、龙齿合用，以温阳潜降治疗失眠。在温清法中，严苍山在资寿解语汤中将附子、石膏，或附子、羚羊角相配伍，广泛用于治疗急性热病及其他危难重症。此外，附子的相关方剂还可应用于肺部疾病、癌症、情志病等的治疗。

植物形态

乌头为多年生草本。块根呈倒圆锥形，长 2~4 厘米，直径 1~1.6 厘米。茎高 60~200 厘米，茎中上部疏被反曲的短柔毛，有分枝，等距离生叶；茎下部叶在开花时枯萎。茎中部叶有长柄；叶片薄革质或纸质，呈五角形，长 6~11 厘米，宽 9~15 厘米，基部浅心形，三裂几达基部，中央全裂片宽菱形，有时呈倒卵状菱形或菱形，先端急尖，有时短渐尖，近羽状分裂，二回羽裂片约 2 对，斜三角形，生 1~3 枚尖齿，间或全缘，侧全裂片不等二深裂，表面疏被短伏毛，背面通常只沿叶脉疏被短柔毛；叶柄长 1~2.5 厘米，疏被短柔毛。总状花序顶生，长 6~25 厘米；花序轴及花梗密被反曲而紧贴的短柔毛；

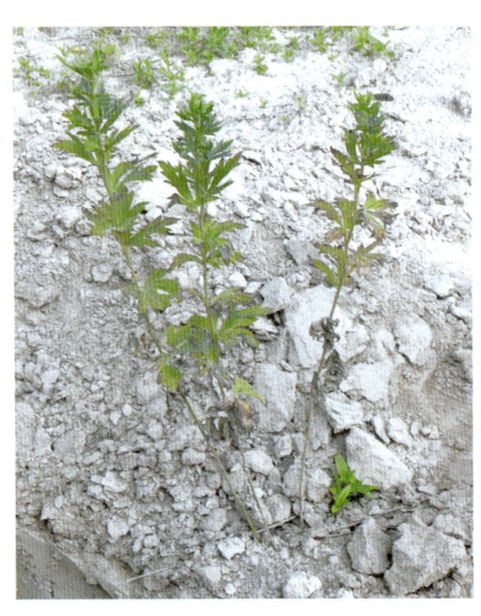
乌头原植物图

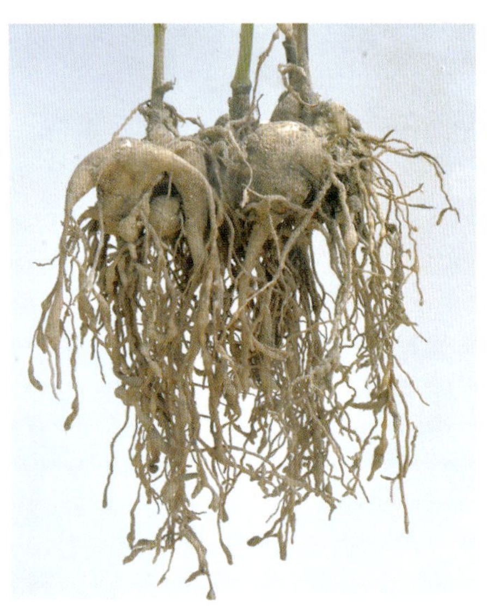
乌头块根

下部苞片三裂，上部苞片呈狭卵形至披针形；小苞片生花梗中下部，长3~5(10)毫米，宽0.5~0.8（~2）毫米；萼片蓝紫色，外面被短柔毛，上萼片高盔形，下缘稍凹，喙不明显，侧萼片长1.5~2厘米；花瓣无毛，瓣片长约1.1厘米，唇长约6毫米，微凹，距长1~2.5毫米，通常拳卷；雄蕊无毛或疏被短毛，花丝有2小齿或全缘；心皮3~5，子房疏或密被短柔毛，稀无毛。蓇葖长1.5~1.8厘米；种子长3~3.2毫米，三棱形，只在二面密生横膜翅。花期9-10月。

生长习性

乌头生长于海拔1800~2000米涪江中下游两岸的山地草坡或灌丛中。该区域属川西平原的浅丘及平坝地带，为亚热带季风气候，夏热冬暖，气候温和，年平均日照时数达1363小时，年平均降水量为1200毫米，平均气温16℃，土层深厚、疏松、肥沃；土壤为砂壤土、紫色土。乌头不宜在黏土或低洼积水地区栽种，忌连作。乌头喜温暖、湿润、向阳环境，耐寒，以土层深厚肥沃，土质疏松，排水良好，富含腐殖质的土壤栽培较好。

分布

乌头分布于我国四川、湖北、贵州、湖南、江西、浙江、江苏、安徽、云南东部、广西北部、广东北部、陕西南部、河南南部、山东东部、辽宁南部。在四川西部、陕西南部、湖北西部分布于海拔850~2150米处，在湖南及江西分布于海拔700~900米处，在沿海诸省分布于海拔100~500米处。

栽培历史

汉代以前附子类药物多为野生，唐代以后开始人工种植。至宋代，附子的种植规模开始扩大。《本草图经》云：“绵州彰明县多种之，唯赤水一乡者最佳”，说明当时四川绵州彰明县普遍种植乌头类药物。此后，川乌头成为附子植株栽培品的代名词，该地对于附子类药物的栽培方法一直延用至今。根据《彰明附子记》描述，四川江油地区为附子的道地主产区，且当地附子的人工种植规模已初步形成。

明代《本草纲目》引《彰明附子记》相关论述，更加详细地记载彰明附子的植物形态、产区以及种植方法。“每岁以上田熟耕作垄……十一月播种，春月生苗。其茎类野艾而泽，其叶类地麻而厚。其花紫瓣黄蕤，长苞而圆。”

综上所述，古今本草文献中记载附子的主流来源为乌头的子根。唐代以前，该药物的植株分布广泛，其道地产区未得到公认，品种也没有确定，且均为野生品。唐宋时期以江油为附子道地产区，其中宋代附子植株多为栽培品。明代，李时珍首次以文字记载的形式区别川乌、草乌，又称附子为黑附子。自明清以后，“西附”品质虽不及川附，却因较川附价廉而被广泛交易，陕西也因此成为附子的又一大产区。目前，附子的产区除传统以四川江油为中心的绵阳产区外，还有凉山州布拖县、陕西汉中、云南丽江等地。2008 年，国家质量监督检验检疫总局（简称国家质检总局，其原产地地理标志管理职责现由国家知识产权局负责）批准对“汉中附子”实施地理标志产品保护，成为汉中特产。

采收加工

每年 6 月下旬至 8 月上旬采挖，除去母根、须根及泥沙作为泥附子以备炮制。

药材性状

盐附子 圆锥形，长 4~7 厘米，直径 3~5 厘米。表面灰黑色，被盐霜，顶端有凹陷的芽痕，周围有瘤状突起的支根或支根痕。体重，横切面灰褐色，可见充满盐霜的小空隙和多角形形成层环纹，环纹内侧导管束排列不整齐。气微，味咸而麻，刺舌。

黑顺片 为纵切片，上宽下窄，长 1.7~5 厘米，宽 0.9~3 厘米，厚 0.2~0.5 厘米。外皮黑褐色；切面暗黄色，油润具光泽，半透明状，并有纵向导管束。质硬而脆，断面角质样。气微，味淡。

白附片 无外皮，黄白色，半透明，厚约 0.3 厘米。

炮制

盐附子 选择个大、均匀的泥附子，洗净，浸入胆巴的水溶液中过夜，

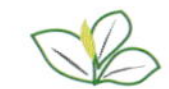

再加食盐，继续浸泡，每日取出晒晾，并逐渐延长晒晾时间，直至附子表面出现大量结晶盐粒（盐霜）、体质变硬为止。

黑顺片 取泥附子，按大小分别洗净，浸入胆巴的水溶液中数日，连同浸液煮至透心，捞出，水漂，纵切成厚约0.5厘米的片，再用水浸漂，用调色液使附片染成浓茶色，取出，蒸至出现油面、光泽后，烘至半干，再晒干或继续烘干。

白附片 选择大小均匀的泥附子，洗净，浸入胆巴的水溶液中数日，连同浸液煮至透心，捞出，剥去外皮，纵切成厚约0.3厘米的片，用水浸漂，取出，蒸透，晒干。

黄片 选择大小均匀的泥附子，洗净，浸入胆巴的水溶液中数日，连同浸液煮至透心，捞出，剥去外皮，横切成厚约0.3厘米的片，再用水浸漂，用调色液使附片染成浓茶色，取出，蒸至出现油面、光泽后，烘至半干，再晒干或继续烘干。

卦片 选择大小均匀的泥附子，洗净，浸入胆巴的水溶液中数日，连同浸液煮至透心，捞出，剥去外皮，纵切两瓣，再用水浸漂，用调色液使附片染成浓茶色，取出，蒸至出现油面、光泽后，烘至半干，再晒干或继续烘干。

淡附片 取盐附子，用清水浸漂，每日换水2或3次，至盐分漂尽，与甘草、黑豆加水共煮透心，至切开后口尝无麻舌感时取出，除去甘草、黑豆，将附子切薄片，晒干。每100千克盐附子，用甘草5千克、黑豆10千克。

炮附片 取洁净河沙置炒制容器内，用武火加热至滑利状态时，投入待炮制的附片（如黑顺片、白附片），不断翻动，炒至表面鼓起、酥脆或至规定的程度时，取出，筛去河沙，放凉。

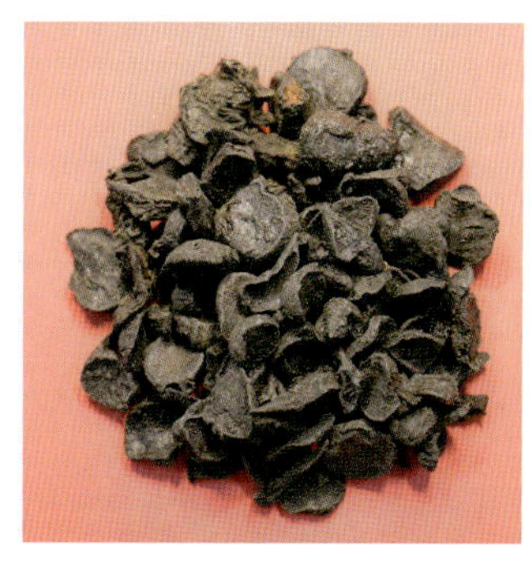

黑顺片

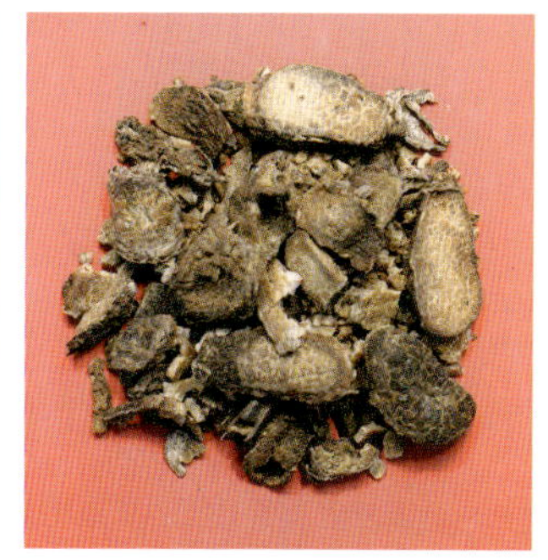

白附片

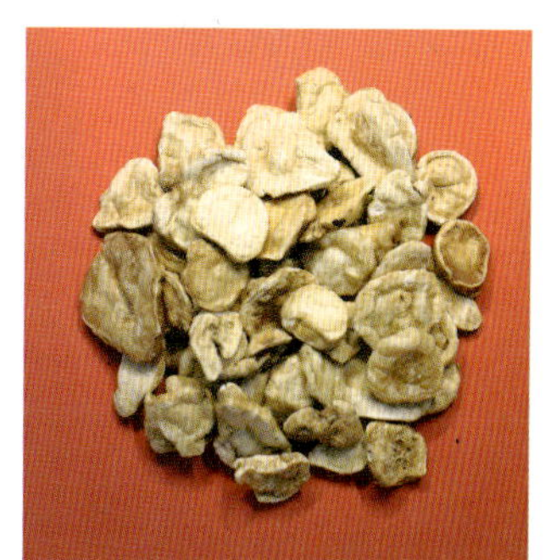

炮附片

性味归经

味辛、甘，性大热；有毒。归心、肾、脾经。

功能主治

回阳救逆，补火助阳，散寒止痛。用于亡阳虚脱，肢冷脉微，心阳不足，胸痹心痛，虚寒吐泻，脘腹冷痛，肾阳虚衰，阳痿宫冷，阴寒水肿，阳虚外感，寒湿痹痛。

用法用量

3~15 克，先煎，久煎。

贮藏

盐附子密闭，置阴凉干燥处；黑顺片及白附片置干燥处，防潮。

注意事项

孕妇慎用；不宜与半夏、瓜蒌、瓜蒌子、瓜蒌皮、天花粉、川贝母、浙贝母、平贝母、伊贝母、湖北贝母、白蔹、白及同用。

化学成分

目前从附子中发现了近百种生物碱，包括 70 余种 C−19 型二萜生物碱、16 种 C−20 型二萜生物碱，以及阿朴啡型、酰胺型、季铵盐型等生物碱。其中，C−19 型二萜生物碱以乌头碱骨架为主，分别在 C−1、C−3、C−6、C−8、C−13、C−14、C−15、C−16、C−18 位连有不同的基团，从而表现出不同的化学结构和化学性质；C−20 型二萜生物碱包括海替生型、维替碱型、纳哌啉型、光翠雀碱型、牛扁碱型骨架类型。从附子中分离得到的非生物碱类成分包括黄酮类、糖类、酯酸、皂苷类、神经酰胺类及其他类。

药理作用

1. 强心作用

研究表明，附子对兔、蟾蜍等动物模型具有强心作用，主要表现在增强心率、升高心室内压变化速率、增强心室收缩压和舒张压、改善血流动力学等方面，尤其在机体心功能不全时的作用更为明显。附子可通过减少心肌细胞凋亡、调节异常的神经内分泌系统等发挥强心作用，其作用机制包括调节心肌细胞内 Ca^{2+} 超载，调节超氧化物歧化酶、过氧化氢酶等相关蛋白及腺苷酸活化蛋白激酶 / 哺乳动物雷帕霉素哺乳靶蛋白（AMPK/mTOR）、磷脂酰肌醇 -3 激酶 / 蛋白激酶 B（PI3K/Akt）信号通路，选择性激动肾上腺素受体抑制心肌细胞凋亡等病理过程，调节 BNP、TNF-α、ANP 等神经内分泌因子与炎症细胞因子水平异常，促进心室重构等。附子中占主要部分的乌头碱类化合物表现出明显的强心作用，同时也具有很强的毒性，并且有效剂量接近致毒剂量，但通过长时间煎煮，可使附子的毒性降低。

2. 抗心律失常作用

实验证实，附子提取物可以显著缩小和减轻动物缺氧与急性心肌缺血损伤的范围及程度，继而提高小鼠对缺氧的耐受力。附子对大鼠心肌缺血和心律失常的对抗作用也比较明显。

3. 降血压作用

张雅倩等发现附子配伍干姜可显著改善冠状动脉血流量及心肌受损情况，明显升高超氧化物歧化酶活性，降低丙二醛的含量，并对左旋硝基精氨酸诱导的高血压小鼠有明显的降压作用。

4. 抗衰老作用

王世军发现附子可下调超氧阴离子生成催化酶基因水平，上调自由基清除相关基因表达水平，减少自由基生成，促进自由基清除；调控性激素代谢相关基因表达，促进性激素转化，减少灭活，从而发挥一定的抗氧化、抗衰老作用。

5. 抗肿瘤作用

附子粗多糖和酸性多糖能明显抑制小鼠肿瘤的生长，对荷瘤小鼠有延长存活时间的作用。这两种多糖的抑瘤作用主要是增强机体细胞免疫力，诱导肿瘤细胞凋亡，调节癌基因的表达。

6. 抗炎、镇痛作用

朱瑞丽等比较附子中 3 种乌头原碱对巨噬细胞的体外抗炎作用发现，单酯型生物碱苯甲酰乌头原碱（BAC）、苯甲酰中乌头原碱（BMA）、苯甲酰次乌头原碱（BHA）对脂多糖（LPS）刺激的巨噬细胞均有抗炎作用，BAC 的有效抗炎剂量低于 BMA 和 BHA；在所检测剂量下与青藤碱联用表现出拮抗作用。

7. 增强免疫力

附子中的两种糖复合物具有抗肿瘤、抗衰老和增强免疫力的作用。乌头碱能增强机体免疫应答反应，这与增强巨噬细胞表面Ⅰα 抗原的表达有关。附子还可明显刺激小鼠脾淋巴细胞分泌白介素（IL-2），可能与其促进细胞代谢功能相关。

8. 抗抑郁作用

附子多糖能显著缩短强迫游泳不动时间和应激小鼠摄食潜伏期反转慢性应激导致的回避行为；使海马区脑源性神经营养子（BDNF）的产生增加，但酪氨酸激酶受体抑制剂 K252a 能阻断该作用，提示附子多糖的抗抑郁作用可能与增加海马齿回神经元发生及 BDNF 信号转导通路有关。

临床应用

1. 治疗心力衰竭

附子的主要化学成分单酯类生物碱具有强心镇痛的作用，小剂量的附子可起到与卡托普利相似的作用，纠正神经内分泌水平，延缓心衰进展。

2. 用于脾胃虚寒

临床研究表明，虚寒证是最为多见的脾胃病证型。附子为“回阳救逆第一药”，临床上许多医家在用附子治疗脾胃病时取得了良好疗效。《本草正义》道：“凡三焦经络，诸脏诸腑，果有真寒，无不可治。”这一理论至今仍流传于后世，广泛用于治疗各种脾胃病的经方，如附子理中汤、温脾汤等。

3. 治疗肺系疾病

治疗肺系疾病的含附子方剂主要包括麻黄附子细辛汤、丹参附子汤、参苓附子汤等。网络药理学研究表明，麻黄附子细辛汤可能通过 PI3K/Akt 信号通路、TNF 信号通路以及酪氨酸激酶信号通路发挥防治哮喘的作用。麻黄附子细辛汤可降低 PI3K/Akt/mTOR 信号通路，抑制肿瘤细胞的扩散和转移，说明该方剂在治疗肺癌方面有一定效果。其他相关临床研究证明，附子相关的方剂在治疗肺炎、变应性咳嗽、慢性肺源性心脏病等疾病时亦有很好的疗效。

4. 治疗恶性肿瘤

附子辛温，性走窜，可奏温经通络、祛风散寒止痛之功，对阳虚水停、痰凝、血瘀蓄积经络而成的肿瘤有较好疗效。附子在癌性疲乏、癌性发热、癌性疼痛、恶性胸水及腹水等方面亦有显著作用，临床常用附子配合升降散调节全身气机，治疗恶性肿瘤化疗后疲乏无力、周身水肿。曹建雄用附子粳米汤治疗卵巢癌恶性腹水，可缓解腹部胀痛，使子宫不规则出血得到基本改善，使腹腔积水完全吸收。

5. 治疗泌尿系统疾病

附子可用于治疗蛋白尿、老年夜尿症、心源性水肿、肾源性水肿、肝源性腹水等泌尿系统疾病。附子可温暖脾胃，除脾湿肾寒，补下焦阳虚，临床上多将其与乌梅配伍，用于治疗脾肾亏虚、湿浊瘀血内阻型蛋白尿；对于蛋白尿证属湿热者，通过少量附子的应用，做到去性存用、辛温通阳，使阳气畅行，湿热消散。研究表明，用制附子粉贴敷三阴交能治疗老年夜尿症，减少患者夜尿次数。现代，有医家重用附子治疗多系统萎缩性尿潴留，仅服 14 剂，尿潴留即痊愈，四肢厥冷等阳衰之象基本缓解。还有临床研究报道，大黄附子细辛汤能缓解脾肾阳虚型慢性肾衰竭，同时对较轻微的炎症状态有一定改善作用。

6. 治疗风湿性关节炎

附子大辛大温，能逐十二经风寒湿邪，被广泛应用于治疗肢体关节病，如类风湿及风湿性关节炎、肩周炎、痛风等。桂枝附子汤治疗类风湿性关节炎继发骨质疏松症，可使晨僵时长、关节压痛、肿胀情况等得到明显改善。芍甘附子汤加减联合氨甲蝶呤在治疗寒湿痹阻型类风湿性关节炎方面有明显效果。薏苡附子败酱散加减能降低血尿酸，有效改善关节肿胀和疼痛，用于治疗急性痛风性关节炎证属湿热痹阻者。

7. 改善疲劳、焦虑及抑郁状态

有研究显示，附子及其制剂可治疗嗜睡症且无并发症；附子配合盘龙灸能显著改善疲劳、焦虑及抑郁状态；干姜附子汤调整附子用量至 20 克，可用于治疗阳虚阴盛型双向情感障碍，服用 7 剂后，患者病情明显好转。

参考文献

[1] 国家药典委员会．中华人民共和国药典：一部 [S]. 北京：中国医药科技出版社，2020.

[2] 吴普．神农本草经 [M]. 孙星衍，孙冯翼，辑．北京：人民卫生出版社，1982.

[3] 陶弘景．名医别录 [M]. 北京：人民卫生出版社，1986.

[4] 缪希雍．神农本草经疏 [M]. 郑金生，校注．北京：中医古籍出版社，2002.

[5] 赵佳琛，赵鑫磊，翁倩倩，等．经典名方中附子的本草考证 [J]. 中国现代中药，2020，22（8）：1340-1360.

[6] 刘潺潺，程铭恩，段海燕，等．古今附子加工方法的沿革与变迁 [J]. 中国中药杂志，2014，39（7）：1339-1344.

[7] 叶俏波，邓中甲．附子运用的历史沿革 [J]. 陕西中医学院学报，2012，35（3）：71-73.

[8] 董思含，孟江，吴孟华，等．附子历史沿革考辨 [J]. 中国中药杂志，2020，45（22）：5567-5575.

[9] 曹永仓．近几年中药附子的文献研究 [J]. 中国中医药现代远程教育，2020，18（1）：52-53.

[10] 唐梅，赵立春，徐敏，等．附子化学成分和药理作用研究进展 [J]. 广西植物，2017，37（12）：1614-1627.

[11] 杨居东，樊锐锋，张欣，等．附子炮制沿革及其炮制品的现代研究进展 [J]. 中医药导报，2022，28（10）：91，95，104.

[12] 杨洋，梅全喜，黄冉，等．中药附子炮制方法探讨 [J]. 中国医院用药评价与分析，2021，21（4）：505-507，512.

[13] 袁雯 . 附子的药理研究 [J]. 中医临床研究，2018，10（4）：145–147.

[14] 曾祥珲，谢庆凤，颜芳，等 . 附子现代药理研究及临床应用差异探讨 [J]. 新中医，2022，54（4）：159–163.

[15] 刘沛沛 . 探讨附子的药理研究和临床应用 [J]. 智慧健康，2019，5（21）：24–25.

[16] 秦凯华，宋健平，叶俏波 . 附子功效的本草考证 [J]. 中药材，2015，38（1）：185–187.

[17] 徐硕，梁晓丽，李琼，等 . 中药附子的研究进展 [J]. 西北药学杂志，2017，32（2）：248–254.

[18] 张雅倩，陈燕乔，王友群 . 附子干姜合用二甲双胍对 NO 抑制型高血压模型小鼠影响观察 [J]. 亚太传统医药，2015，11（2）：8–10.

[19] 王世军，于华芸，季旭明，等 . 附子对氧自由基及性激素代谢相关基因表达的影响 [J]. 中国老年学杂志，2012，32（5）：961–963.

[20] 朱瑞丽，易浪，董燕，等 . 附子中 3 种乌头原碱对巨噬细胞的抗炎作用 [J]. 广州中医药大学学报，2015，32（5）：908–913.

[21] 张卫，王嘉伦，詹志来，等 . 附子及乌头类药物品种与产地及栽培历史的本草考证 [J]. 中华医史杂志，2021，51（3）：131–136.

[22] 徐香玲，杨继，赵英强 . 附子温阳功效在治疗心力衰竭病中的临床应用进展 [J]. 现代中西医结合杂志，2021，30（31）：3520–3525.

[23] 李婉琦 . 基于文献资料探究含附子方药在脾胃病治疗中的配伍规律及临床应用 [D]. 沈阳：辽宁中医药大学 ,2022.

[24] 李占玲，张庆菲，曹永仓 . 中药附子方剂在肺系疾病中的临床应用 [J]. 中国药物经济学，2022，17（8）：126–129.

[25] 文玲 . 基于文献及曹建雄教授经验探讨附子在恶性肿瘤中的临床应用 [D]. 长沙：湖南中医药大学，2022.

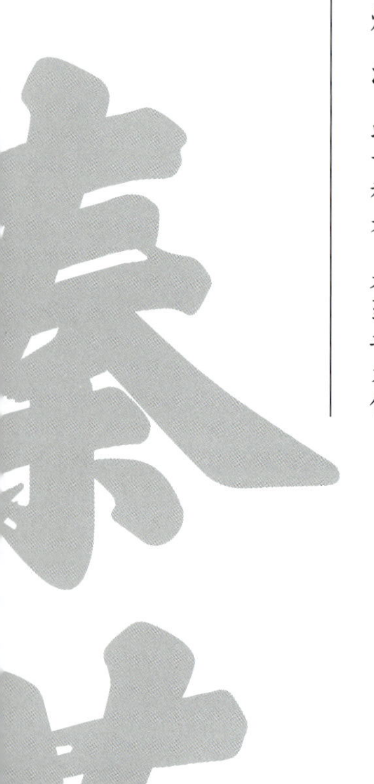

本草拾遗

诸药有宣、通、补、泄、轻、重、涩、滑、燥、湿，此十种者，是药之大体。

细辛，出华阴。色白者，善。

——《范子计然》

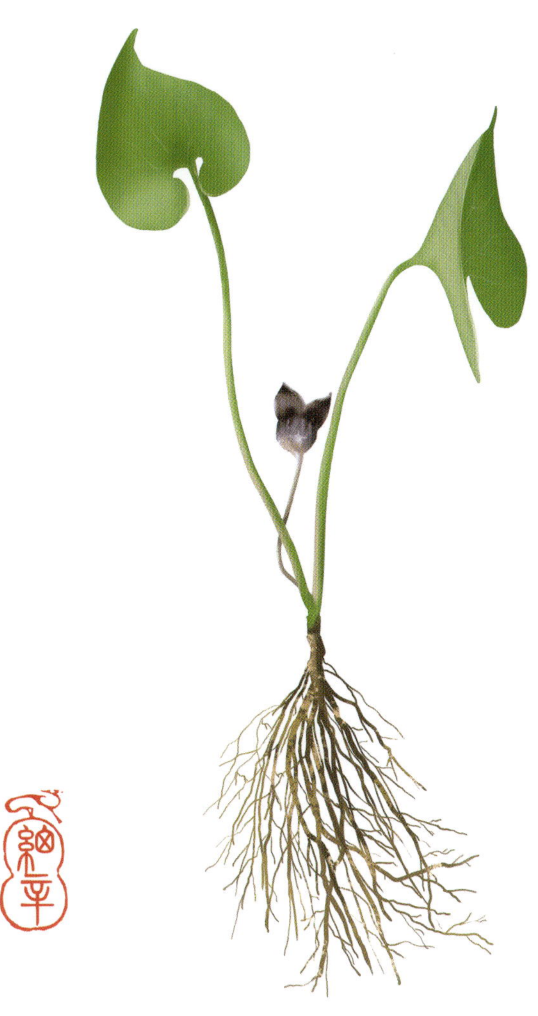

华细辛

HERBA ASARI SIEBOLSII

本草考证

1. 名称考证

战国时期《山海经·中山经》中关于浮戏之山有“其东有谷，因名曰蛇谷，上多少辛”的记述，郭璞注曰：少辛“细辛也”，《管子·地员篇》云：“少辛，大蒙”，《范子计然》载：“细辛，出华阴。色白者，善。”说明先秦时期细辛已有少辛、小辛几种名称，且出于陕西华阴。尚志钧在其校注的《神农本草经》中注释：“据此‘小辛’为先秦时用名，《本草经》将先秦时用名降为别名。”“细辛”一名始载于《神农本草经》，并自汉代开始将其作为药物的正名。《广雅》云：“细条、少辛，细辛也。”《本草图经》对细辛的记载为：“其根细，而其味极辛，故名之曰细辛。”由此可见，细辛的药用部位为根，因根细、味辛而名。除以上几种名称外，细辛的其他别名较少，《吴普本草》中记载其“一名小辛，一名细草”；《和汉药考》中记载其名为“玉番丝、绿须姜”，均与其根极细的形态和味辛的特征有关。

2. 基源及产地考证

自《范子计然》始，古代绝大多数本草著作均记载细辛以华阴、华州等地所出为佳，这些地方均属今陕西华阴一带，为华细辛 *Asarum sieboldii* Miq. 的分布地区，华细辛也由此得名。除了上述产地，《本草经集注》还记载细

別有一品謂之淡竹後人不曉於本草內別疏淡竹爲一物今南人食筍有苦筍淡筍兩色淡筍即淡竹也

東方南方所用細辛皆杜衡也又謂之馬蹄香也黃白拳局而脆乾則作團非細辛也細辛出華山極細而直深紫色味極辛嚼之習習如椒其辛更甚於椒故本草云細辛水漬令直是以杜衡僞爲之也襄漢間又有一種細辛極細而直色黃白乃是鬼督郵亦非細辛也

本草注引爾雅云蘦大苦注甘草也蔓延生葉似荷青莖赤此乃黃藥也其味極苦謂之

《梦溪笔谈》中关于细辛的记述

神農本草經百種錄

遠志氣味苦辛而芳香清烈無微不達故爲心家氣分之藥心火能生脾土心氣盛則脾氣亦和故又能益中焦之氣也

龍膽味苦澀主骨間寒熱治肝邪犯腎之寒熱驚癇邪氣肝火犯心之邪續絕傷斂筋骨之氣定五藏斂藏中之氣殺蠱毒除熱結之氣久服益智不忘收斂心中之神氣輕身耐老熱邪去而正氣歸復有此效

葉之味澀者絕少龍膽之功皆在于澀此以味爲主也澀者酸辛之變味兼金木之性者也故能清斂肝家之邪火人身惟肝火最橫能下挾腎中之遊火上引包絡之相火相持爲害肝火清則諸火漸息而百體清寧矣

細辛味辛溫主欬逆散肺經之風頭痛腦動散頭風百節拘攣風濕痹痛死肌散筋骨肌肉之風久服明目利九竅散諸竅之風輕身長

《神农本草经》中关于细辛的记述

辛的其他几处产区，“今用东阳临海者，形段乃好，而辛烈不及华阴、高丽者。”“高丽”为今辽东半岛及朝鲜一带，为辽细辛及汉城细辛的分布区，辽细辛之名也因此产地而来。同时不难看出，“华阴”与“高丽”所产的细辛品质较好，优于浙江等地所产。

《本草图经》云细辛“今处处有之，然它处所出者，不及华州者真。”《梦溪笔谈》记载：“东南方所用皆杜衡也，又谓之马蹄香。色黄白，拳局而脆，干则圆，非细辛也。细辛出华山，极细而直，深紫色，味极辛，嚼之习习如椒。其辛更甚于椒，故《本草》云：细辛水渍令直。是以杜衡伪为之也。襄、汉间，又有一种细辛，极细而直，色黄白，乃是鬼督邮，非细辛也。”《本草衍义》中记载的内容相似：“细辛用根，今唯华州者佳，柔韧，极细直，深紫色，味极辛，嚼之习习如椒。治头面风痛不可阙也。叶如葵叶，赤黑，非此则杜衡也。杜衡叶形如马蹄下，故俗云马蹄香。盖根似白前，又似细辛。”

《本草纲目》载：“《博物志》言杜衡乱细辛，自古已然矣。沈氏所说甚详。大抵能乱细辛者，不止杜衡，皆当以根苗色味细辨之。叶似小葵，柔茎细根，直而色紫，味极辛者，细辛也。”《本草原始》所谓“西细辛”则或为华细辛。

细辛为临床常用中药，历版《中国药典》均有收载，2020 版药典中记载其基源“为马兜铃科植物北细辛 *Asarum heterotropoides* Fr. Schmidt var. *mandshuricum*（Maxim.）Kitag.、汉城细辛 *Asarum sieboldii* Miq. var. *seoulense* Nakai 或华细辛 *Asarum sieboldii* Miq. 的干燥根和根茎。”

3. 药用历史沿革

自古以来，细辛被应用于各种方剂。当归四逆汤（《伤寒论》）可以温经散寒，养血通脉；用于血虚寒厥证。厚朴麻黄汤（《金匮要略》）可宣肺降逆，化饮止咳；用于咳而脉浮者。辛夷散（《严氏济生方》）可清热祛湿，升阳通窍；用于肺虚，风寒湿热，鼻内壅塞，涕出不已，或气息不通，或不闻香臭。三痹汤（《妇人大全良方》）可益气活血，补肾散寒，祛风除湿；用于血气凝滞，手足拘挛，风痹，气痹。大秦艽汤（《素问病机气宜保命集》）可疏风清热，养血活血；用于妇人血病，寒热往来。

植物形态

华细辛为多年生草本，根状茎直立或横走，直径 2~3 毫米，节间长 1~2

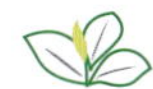

厘米，有多条须根。叶通常2枚，叶片心形或卵状心形，长4~11厘米，宽4.5~13.5厘米，先端渐尖或急尖，基部深心形，两侧裂片长1.5~4厘米，宽2~5.5厘米，顶端圆形，叶面疏生短毛，脉上较密，叶背仅脉上被毛；叶柄长8~18厘米，光滑无毛；芽苞叶肾圆形，长与宽各约13毫米，边缘疏被柔毛。花紫黑色；花梗长2~4厘米；花被管钟状，直径1~1.5厘米，内壁有疏离纵行脊皱；花被裂片三角状卵形，长约7毫米，宽约10毫米，直立或近平展；雄蕊着生子房中部，花丝与花药近等长或稍长，药隔突出，短锥形；子房半下位或几近上位，球状，花柱较短，顶端二裂，柱头侧生。果近球状，直径约1.5厘米，棕黄色。花期4—5月，果期6月。

圖經衍義本草

雷公云遠志凡使先須去心若不去心服之令人悶去心了用熟甘草湯浸一宿漉出暴乾用之也

肘後方云治人心孔惛塞多忘喜誤丁酉日密自至市買遠志著巾角中還爲末服之勿令人知

細辛

岢嵐軍

《图经衍义本草》中细辛的植物形态

生长习性

华细辛喜冷凉气候和阴湿环境，多生长于海拔1200~2100米的林下阴湿腐殖土中。喜土质疏松、肥沃的壤土或砂质壤土。该植物耐寒，畏高温及强光，在遮阴条件下生长良好。气温高于35 ℃时，叶片枯萎。在无遮阴、干燥、黏重的土壤和低洼积水地块不宜种植。

华细辛是早春植物，顶凌出土，花期和果期都较早，6—9月上中旬为果

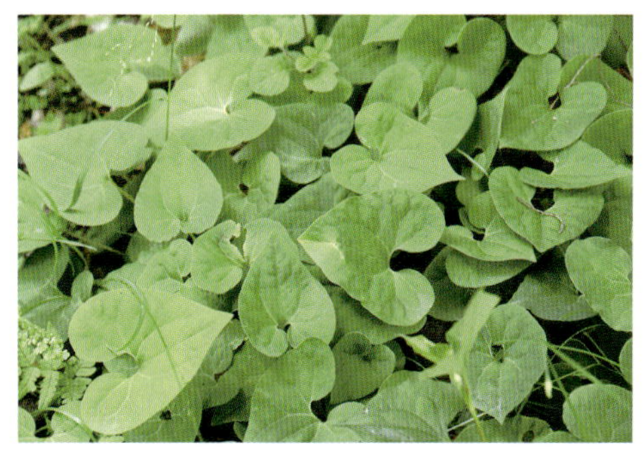

华细辛植物

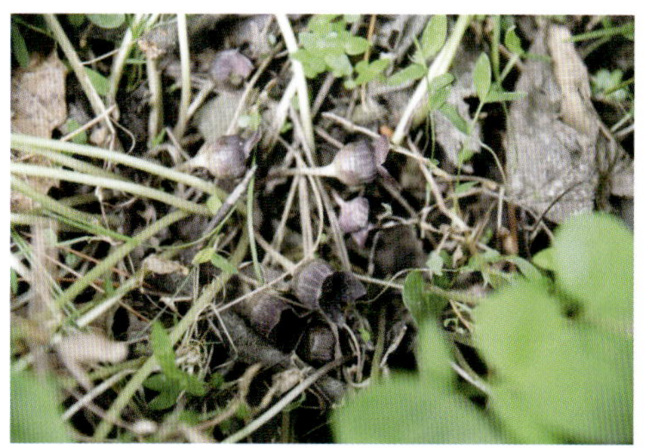

华细辛花

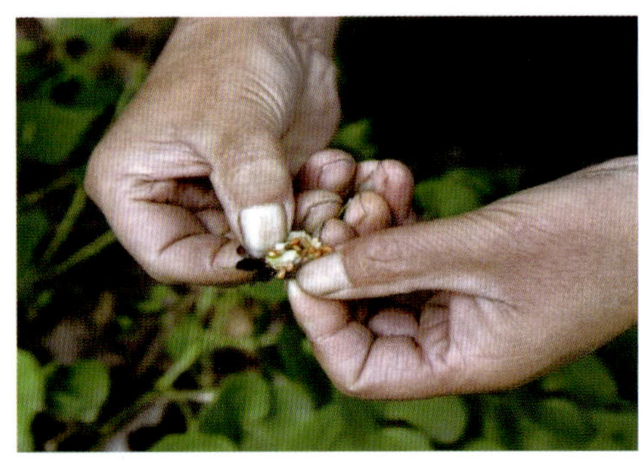

华细辛种子

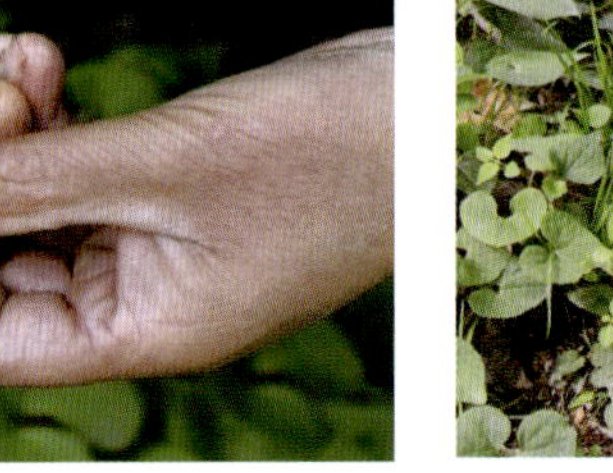

华细辛生境

后地上植株生长期和地下更新芽分化期，秋后地上部枯萎，进入休眠期。冬季能耐 −40 ℃以下低温。

分布

细辛因古籍记载其产于华州、华阴、华山，故药肆上习称其为华细辛。正式记载细辛产地始于《名医别录》，书中记载“今用东阳临海者，形段乃好，而辛烈不及华阴、高丽者。用之去头节。”华阴即今陕西华阴市，位于关中平原东部，东起潼关，西连华州，南依秦岭，而高丽则如前文所述，为辽东半岛及朝鲜一带。可见，1500 年以前，古人就已把秦岭产的华细辛和辽宁产的辽细辛视为细辛中的最佳品，并一直为历代医家所喜用。

栽培历史

华细辛在我国栽培历史悠久，分布广泛，可见于陕西、四川、湖南等地。陕西的华阴、眉县、宁强、佛坪，以及重庆城口、安徽黄山、湖北巴东、江西庐山、浙江临安、山东崂山等地均有野生华细辛。

在陕西佛坪、华阴、宁强及重庆城口等地，药农栽种的华细辛多为野生华细辛移栽，但因管理简单、缺乏技术指导，故产量小。陕西宁强县二郎坝乡苍坝村于 1998 年开始进行华细辛的野生变家栽研究试验，经过 10 余年的探索已取得了成功。2013 年，已形成近 6000 亩的存量面积，有效地保护华细辛种质资源。同年底，国家质检总局批准对“宁强华细辛”实施地理标志产品保护。此后，宁强华细辛栽培面积逐年扩大，成为我国华细辛的优生区，

 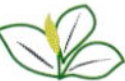

也是目前华细辛人工栽培规模最大的地区。

采收加工

一般于每年 4~5 月采收华细辛种子，需将种子与潮湿的砂土混匀保持其湿润度，便于在播种 2~3 年后移栽。

每年 8~9 月采收的华细辛质量好、产量高。以种子直播且高畦、高垄播种者，在出苗后 4~5 年采收。育苗移栽者，如栽植 2 年生苗，可于栽后生长 3~4 年采收；如栽植 3 年生苗，可于栽后 2~3 年采收。以收获种子为目标，可延期至 5~6 年后采收，一般不超过 7 年；7 年以上的根系密集扭结，生长不良，易染菌核病。一般亩产干品 100~150 千克（每 4~5 千克鲜品可制 1 千克干品）。

采挖后，抖净泥土，摘除枯叶和黄叶，置于通风、阴凉、干燥处。当晾至半干时，每 10 株用细线捆扎为一把，悬挂再晾至全干即成商品。大规模生产要在无污染及清洁卫生处搭设荫棚，荫棚四周用窗纱网封闭，以防虫蝇污染。因细辛水洗后可致叶片发黑、根条发白，日晒后可使叶片发黄，烘烤会使香气挥发，影响质量，故加工过程中要避免水洗、日晒和烘烤等操作。

药材性状

本品常卷缩成团。根茎呈不规则圆形，外表皮灰棕色，有时可见环形节。根细，表面灰黄色，平滑或具纵皱纹；切面黄白色或白色。气辛香，味辛辣、麻舌。

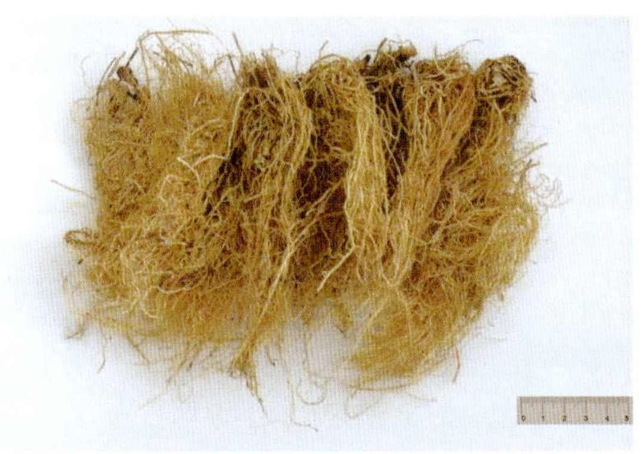

细辛药材

炮制

夏季果实成熟或初秋时采挖，除净地上部分和泥沙，喷淋清水，稍润，切段，阴干。

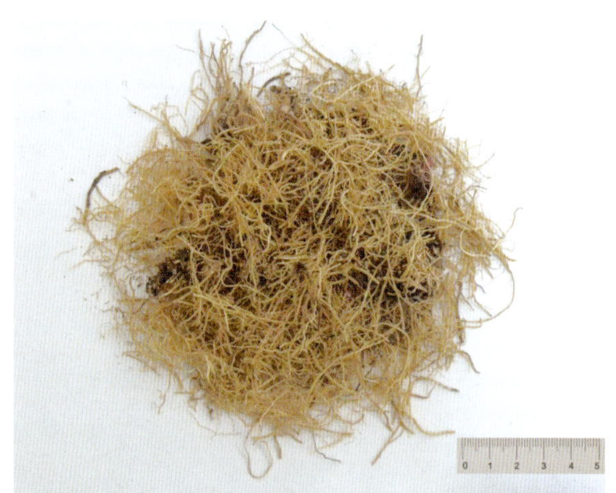

细辛饮片

性味归经

味辛，性温，有小毒。归心、肺、肾经。

功能主治

解表散寒，祛风止痛，通窍，温肺化饮。用于风寒感冒，头痛，牙痛，鼻塞流涕，鼻鼽，鼻渊，风湿痹痛，痰饮喘咳。

用法用量

煎服，1~3 克；散剂每次 0.5~1 克。外用适量。

贮藏

置阴凉干燥处。

注意事项

不宜与藜芦同用。

化学成分

挥发油是华细辛的主要挥发性成分和功能成分，其主要含有甲基丁香酚、α－侧柏烯、月桂烯、γ－松油醇、水芹烯、α－松油醇、黄樟醚、肉豆蔻醚、细辛醚、莰烯、广藿香醇、草蒿脑、3，5－二甲基甲苯、卡枯醇、正十五烷等。非挥发性成分主要包括细辛脂素、芝麻脂素等。

药理作用

1. 镇痛、镇静作用

华细辛的甲醇提取物可以抑制小鼠甩尾法和醋酸扭体法诱导的疼痛，且镇痛作用强于阿司匹林。华细辛的散剂、煎剂、95% 乙醇提取物和挥发油部分均能明显降低小鼠的扭体次数，提高小鼠痛阈值。α－细辛醚具有抗癫痫作用，几种不同类型的癫痫模型鼠分别给予 α－细辛醚后，模型动物均表现出明显的镇静、抗惊厥效果，且具有良好的抗惊厥率。

2. 抑菌、抗炎作用

华细辛中的 L－细辛脂素、L－芝麻脂素和卡枯醇对白念珠菌、大肠埃希菌、肺炎克雷伯菌和金黄色葡萄球菌有一定的抗菌活性。芝麻脂素可以通过抑制脂多糖诱导的 BV－2 小胶质细胞产生一氧化氮，抑制 p38 丝裂原活化蛋白激酶和核转录因子－κB（NF－κB）的作用，从而调控 BV－2 小胶质细胞中白细胞介素－6 的产生，进而达到预防或治疗炎症的目的。细辛挥发油具有促肾上腺皮质激素样作用，对炎症介质释放、毛细血管通透性增加、白细胞游出、结缔组织增生等均有明显的抑制作用。

3. 对心血管系统的影响

临床上细辛通常配伍使用，对多种心血管类疾病均展现出了良好的治疗效果。细辛中的挥发油能使麻醉动物血压下降，而其煎剂则使血压上升。细辛在低剂量时能够提高心肌兴奋性，高剂量时则会产生心肌抑制作用。另外，细辛的挥发油成分还有抗缓慢性心律失常的作用。

4. 其他作用

华细辛醇浸剂对蛙坐骨神经丛、豚鼠皮内神经末梢及人舌黏膜均有局部麻醉作用，将其静脉注射，可对抗吗啡所致的兔呼吸抑制。华细辛中的甲基丁香酚对豚鼠离体气管有明显的松弛作用。华细辛能有效减少氢化可的松造模小鼠组织内过氧化脂质含量，增强机体对自由基的清除能力，减少自由基对机体的损伤，达到一定的抗衰老作用。此外，现代药理学研究证明，华细辛还有解热、抗癫痫、抗变态反应、抗癌等作用。

临床应用

细辛有小毒，李时珍在《本草纲目》中引述宋代医家陈承的观点说："（承曰）细辛非华阴者不得为真。若单用末，不可过一钱，多则气闷塞不通者死。"《中国药典》和现行《中药学》教材中均规定细辛用量为1~3克。与甘草配伍，可减少或消除细辛的毒性或副作用。根据治疗疾病的不同，细辛有不同的配伍，如配伍羌活、防风、白芷等，可用于治疗外感风寒之头身疼痛；配白芷、羌活、川芎、防风等，可用于治疗风寒头痛、牙痛和风湿寒痹；配麻黄、芍药、炙甘草、干姜、桂枝、五味子、半夏，可用于治疗恶寒发热、喘咳、痰涎清稀而量多、胸痞等；配附子、麻黄，可用于治疗素体阳虚，外感风寒之恶寒、发热。

参考文献

[1] 赵佳琛，王艺涵，翁倩倩，等．经典名方中细辛的本草考证 [J]. 中国现代中药，2020，22（8）：1303-1319，1330.

[2] 李耀利，俞捷，曹晨，等．细辛类药材原植物资源和市场品种调查 [J]. 中国中药杂志，2010，35（24）：3237-3241.

[3] 邢绍周，李万波．华细辛本草考证及其原产地的品种调查 [J]. 中医药学报，1981（4）：49-51.

[4] 傅钇钧，王英平，张瑞．细辛化学成分提取方法和药理活性研究进展 [J]. 特产研究，2020，42（6）：85-89，95.

[5] 吴昊，温晓茵，颜鹏，等．细辛的化学成分及药理作用研究进展 [J]. 中国实验方剂学杂志，2021，27（4）：186-195.

[6] 钱深思，刘美怡，容蓉，等．细辛挥发油的化学成分及其药理和毒理现代研究进展 [J]. 中国药物警戒，2021，18（4）：388-395.

[7] 张瑶，宋志永，王林丽．细辛的药理作用及临床应用 [J]. 中国药业，2007，16（14）：62-63.

[8] 林家冉，柳红芳，邸莎，等．细辛的临床应用及其用量探究 [J]. 吉林中医药，2021，41（2）：259-263.

[9] 国家药典委员会．中华人民共和国药典：一部 [S]. 北京：中国医药科技出版社，2020.

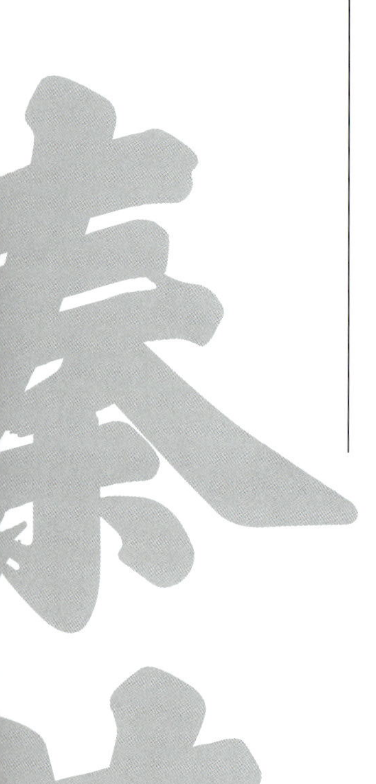

本草原始

医难，方技而，然理数微而道大，用广而功切，故称仁术焉。

仙家以为芝草之类，以其得坤土之精粹，故谓之黄精。

——《本草纲目》

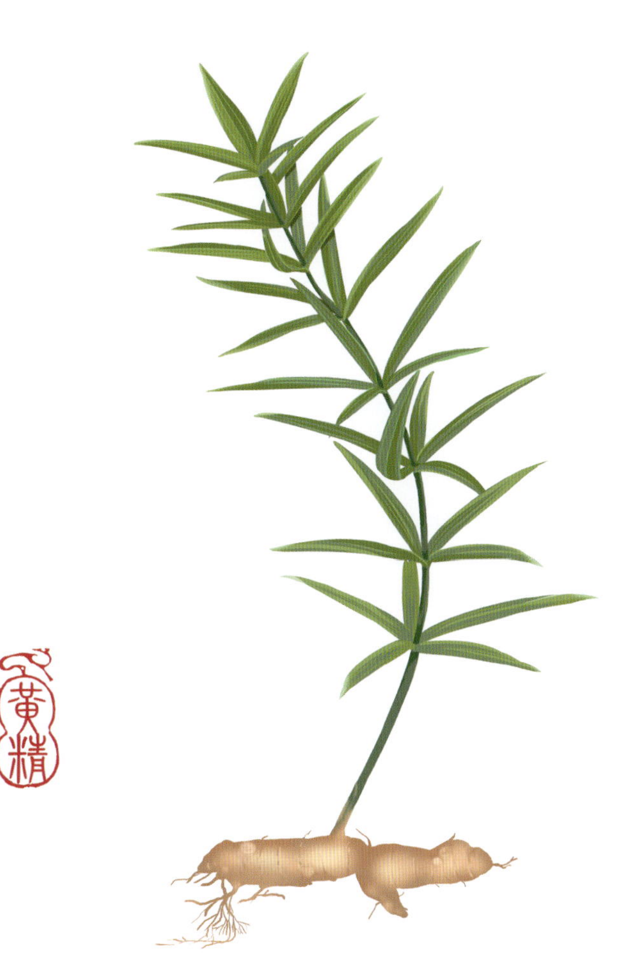

黄 精

POLYGONATI RHIZOMA

本草考证

1. 名称考证

黄精始载于《名医别录》，其后皆以黄精为正名。对于黄精之名三国曹魏张揖的《广雅》和西晋张华的《博物志》中均有记载，《抱朴子》中载："昔人以本品（黄精）得坤土之气，获天地之精，故名。"亦有史料载黄精原属仙家服食之品，不作药用，仙家列其为"芝草之类"，载入《神仙芝草经》。《本草纲目》亦解释曰："仙家以为芝草之类，以其得坤土之精粹，故谓之黄精。"古人认为黄精属于芝草类，尽得土之精华灵气，引《五符经》云："黄精获天地之淳精，故名为戊己芝，是此义也。"本草著作中记载的黄精别名较多，如戊己芝、救穷草、米铺、鹿竹、垂珠等。经过加工的黄精亦可当作果脯食用，明代《滇南本草》云："洗净，九蒸，九晒，服之甘美。俗亦能救荒，故名救穷草。"《本草蒙筌》云："洗净九蒸九曝代粮，可过凶年。因味甘甜，又名米铺。"《本草纲目》云："其根横行，状如萎蕤，俗采其苗炸熟，淘去苦味食之，名笔管菜。"

黄精的种类众多，形态各异，因此也有很多从形态上对黄精进行命名的。如《滇南本草》中曰："根如嫩生姜色，俗呼生姜。"《本草纲目》曰："鹿竹、菟竹，因叶似竹，而鹿、兔食也。垂珠，以子形也。”也有因其相似之物而命名者，如《本草从新》中提到：“似玉竹而稍大，黄白多须，故俗呼为玉竹黄精。又一种似白及，俗呼为白及黄精。又名山生姜，恐非真者。”

此外，亦有部分以产地进行命名的，如《本草图经》有商州黄精、解州黄精、滁州黄精、相州黄精、丹州黄精等。

2. 基源及产地考证

黄精为百合科植物滇黄精 *Polygonatum kingianum* Coll.et Hemsl.、黄精 *Polygonatum sibiricum* Red. 或多花黄精 *Polygonatum cyrtonema* Hua 的干燥根茎。由于其外形与女萎、葳蕤形态相似、功效相近，因此自古以来黄精的基源存在混淆。“女萎”始载于《神农本草经》，《名医别录》又将《神农本草经》中“女萎”的补中益气功效归入“黄精”，因此，后代本草均沿用《名医别录》的说法。

《本草经集注》首次对黄精的生境与形态进行了记载，“（黄精）生山谷，二月采根，阴干。今处处有。二月始生。一枝多叶，叶状似竹而短，根似葳蕤。葳蕤根如荻根及菖蒲，概节而平直；黄精根如鬼臼、黄连，大节而不平。”同时记载“（女葳、葳蕤）今处处有，其根似黄精而小异。”《永嘉记》云：“黄精，出松阳、永宁县（今河南洛宁）。”还有文献记载解州（今山西运城）、滁州（今安徽滁州）、丹州（今陕西宜川）、商州（今陕西商洛）、永康军（四川都江堰一带）、相州（今河南安阳、河北临漳一带）、洪州（今江西南昌）、兖州（今山东济宁）、荆门军（今湖北荆门）。

关于黄精的形态，《新修本草》记载较为详细，“黄精肥地生者，即大如拳；薄地生者，犹如拇指。萎蕤肥根，颇类其小者，肌理形色，都大相似。”在南北朝至唐初，就已经根据黄精根状茎结节的形态、大小区分黄精与玉竹。其中根状茎粗细均匀、个体小者作为玉竹使用，根状茎有明显的结节和节间、个体大者为黄精。

最早记载陕西黄精道地性的是《千金翼方》，孙思邈指出：“其出药土地，凡一百三十三州，合五百一十九种。其余州土皆有，不堪进御，故不繁录耳。”在书中《药出州土》篇“关内道”项下有，“华州（今华县、华阴、潼关一带）：覆盆子、杜衡、茵芋、木防已、黄精……”。书中收录的黄精

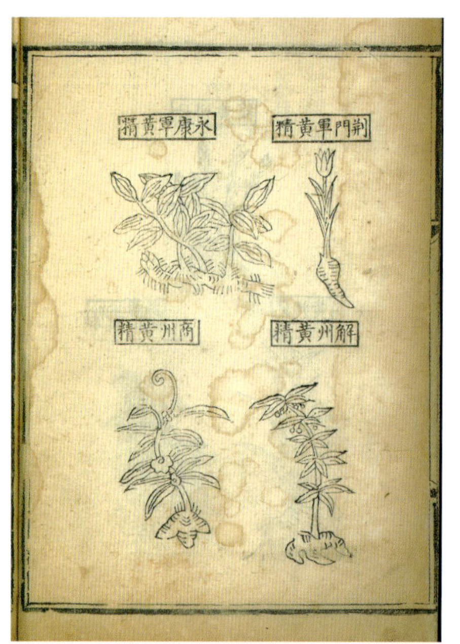

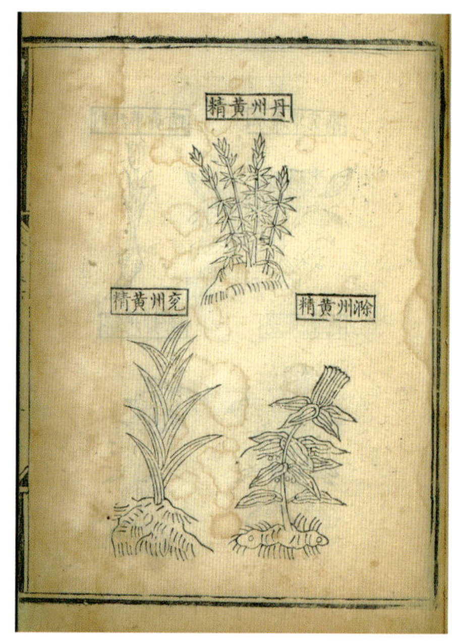

《重修政和经史证类备用本草》中黄精的植物形态

黄精味甘平無毒主補中益氣除風濕安五藏久服輕身延
年不饑一名重樓一名菟竹一名雞格一名救窮一名鹿竹
生山谷二月採根陰乾 陶隱居云今處處有二月始生一枝多葉葉狀似竹而短根似萎蕤萎蕤
根如荻根及菖蒲概音節而平直黄精根如鬼臼黄連大
節而不平雖燥並柔軟有脂潤俗方無用此而為仙經所貴
根葉華實皆可餌服酒散隨宜具在斷穀方中黄精葉乃與
鉤吻相似惟莖不紫花不黄為異而人多惑之其類乃殊遂
致死生之反亦為奇事 唐本注云黄精肥地生者即大如拳
薄地生者猶如拇指萎蕤肥根頗類其小者肌理形色都大
相似今以鬼臼黄連為比殊無髣髴又黄精葉似柳及龍膽
徐長卿輩而堅其鉤吻蔓生殊非此類 今按別本注今人服
用以九蒸九暴為勝而云陰乾者恐為爛壞 臣禹錫等謹按
[illegible]云一名垂珠服其花勝其實其實勝其根但花難得
得其生花十斛乾之纔可得五六斗耳而服之日可三合非
大有役力者不能辦也服黄精僅十年乃可得其益耳且以
斷穀不及术术餌令人肥健可以負重涉險但不及黄精甘
美易食凶年之時可以與老小代糧人食之謂為米脯也 [illegible]
[illegible]云黄精龍銜也 永嘉記云黄精出崧陽永寧縣 [illegible]云
黄精君 陳藏器云黄精陶云將鉤吻相似但一善一惡耳按
鉤吻即野葛之別名若將野葛比黄精則二物殊不相似不
知陶公憑何此說其葉偏生不對者為偏精功用不如正精

《重修政和经史证类备用本草》关于黄精的记述

是唯一由关内道华州上贡朝廷的药材，说明陕西华州黄精在当时是品质最上乘的。

五代《福地记》载："武当县石阶山西北角（今湖北武当山），有大松树，树下生草，名救穷。日食三寸，绝杀不饥，久之度世。陶先生谓之西岳（今陕西华山）佐命是也。"

《本草图经》载："黄精，旧不载所出州郡，但云生山谷，今南北皆有之。以嵩山、茅山者为佳。"明确了黄精的道地产区。而《本草蒙筌》中的"山谷上肥俱出，茅山、嵩山独良"则更进一步证明古时药用黄精多产于茅山、嵩山等地。明代的《陕西通志》中有黄精生商州的记载。清道光年间的《留坝厅志》记载："药称首乌、黄精、党参、山药、车前、益母、丹参、厚朴、五加皮、鹿寿草……然在在有之，非特产业"，说明黄精在当时是留坝县的特产药材之一。

到民国时期，《药物出产辨》中提出黄精"以湖南产者为正。形象菱角肉，色黑。其余连州、乐昌、西江八属、广西南宁均有出产，但种类不同。"《本草正义》说黄精"产于徽州，徽人常以为馈赠之品"等，但这两处描述的均为多花黄精，表明多花黄精此时已成为黄精的主流基原物种，其分布地在安徽、福建、广东、广西、贵州、河南、湖北、湖南、江苏、江西、陕西、四川、浙江。

3. 药用历史沿革

《名医别录》中记载："黄精，味甘、平，无毒。主补中益气，除风湿，安五脏。久服轻身、延年、不饥。"可见从晋朝起，黄精就已作为补益之品开始应用。

《神农本草经疏》中对黄精功效进行了详细的论证："其色正黄，味厚气薄，土位乎中，脾治中焦，故补中。脾土为后天生气之源，故益气。中气强，脾胃实，则风湿之邪不能干，故除风湿。五脏之气皆禀胃气以生，胃气者，即后天之气也。斯气盛则五脏皆实，实则安，故安五脏。脏安则气血精三者益盛。气满则不饥，久服轻身延年，著其为效之极功也。虽非治疗之所急，而为养性之上药。故仙经累赘其能服饵驻颜，久而弥胜矣。"

《本草乘雅半偈》中也提到："土位乎中，故补中而益中气。为风所侵而土体失，濡湿泥泞而土用废者，黄精补土之体，充土之用，即居中府藏，亦借以咸安矣。形骸躯壳，悉土所摄，轻身延年不饥，总属土事耳。"此后关于黄精补益作用的记载也多引用此并沿用至今，且现行药典也已将黄精的补益之效进行了收录。

植物形态

1. 黄精

黄精为多年生草本。根状茎圆柱状，由于结节膨大，因此节间一头粗、一头细，在粗的一头有短分枝（《中药志》称这种根状茎类型的药材为鸡头黄精），直径 1~2 厘米。茎高 50~90 厘米，或可达 1 米以上，有时呈攀援状。叶轮生，每轮 4~6 枚，条状披针形，长 8~15 厘米，宽 4~16 毫米，先端拳卷或弯曲成钩。花序通常具花 2~4 朵，似成伞形，总花梗长 1~2 厘米，花梗长 2.5~10 毫米，俯垂；苞片位于花梗基部，膜质，钻形或条状披针形，长 3~5 毫米，具 1 脉；花被乳白色至淡黄色，全长 9~12 毫米，花被筒中部稍缢缩，裂片长约 4 毫米；花丝长 0.5~1 毫米，花药长 2~3 毫米；子房长约 3 毫米，花柱长 5~7 毫米。浆果直径 7~10 毫米，黑色，具 4~7 颗种子。花期 5—6 月，果期 8—9 月。

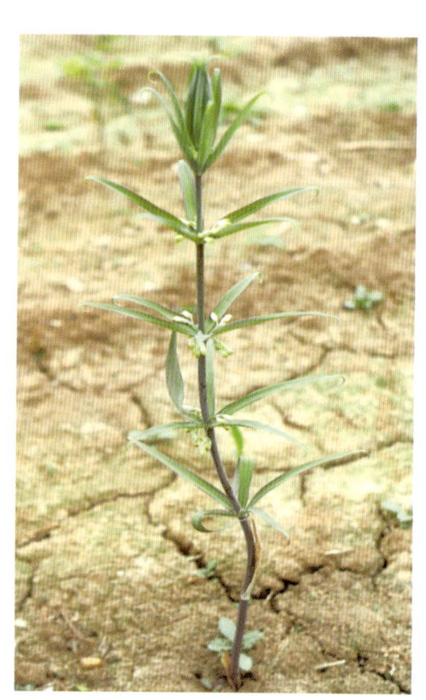
黄精植物

2. 多花黄精

多花黄精为多年生草本。根状茎肥厚，通常连珠状或结节成块，少有近圆柱形，直径 1~2 厘米。茎高 50~100 厘米，通常具 10~15 枚叶。叶互生，椭圆形、卵状披针形至矩圆状披针形，稍镰状弯曲，长 10~18 厘米，宽 2~7 厘米，先端尖至渐尖。花序具花 1~14 朵，伞形，总花梗长 1~6 厘米，花梗长 0.5~3

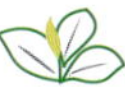

厘米；苞片微小，位于花梗中部以下，或不存在；花被黄绿色，全长 18~25 毫米，裂片长约 3 毫米；花丝长 3~4 毫米，两侧扁或稍扁，具乳头状突起或短绵毛，顶端稍膨大或囊状突起，花药长 3.5~4 毫米；子房长 3~6 毫米，花柱长 12~15 毫米。浆果黑色，直径约 1 厘米，具 3~9 颗种子。花期 5—6 月，果期 8—10 月。

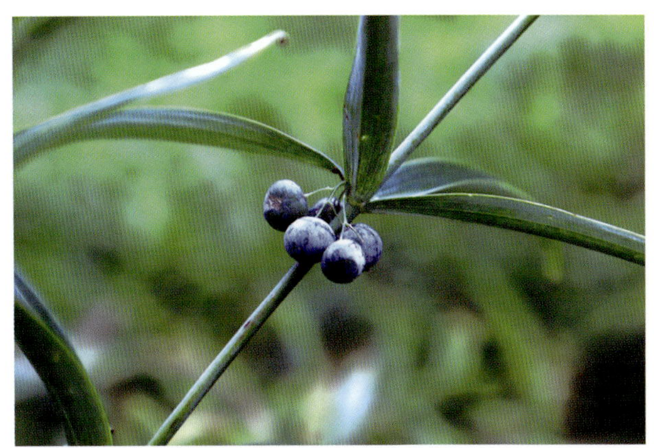

黄精果实

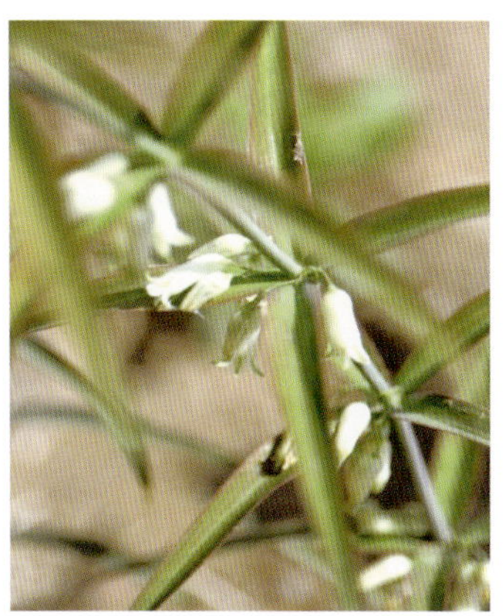

黄精花

生长习性

黄精喜阴湿气候，较耐寒，通常在湿润荫蔽、土层相对深厚、疏松肥沃、排水和保水性能较好的土壤中生长良好，在贫瘠、干旱及黏重的地块不适宜生长。

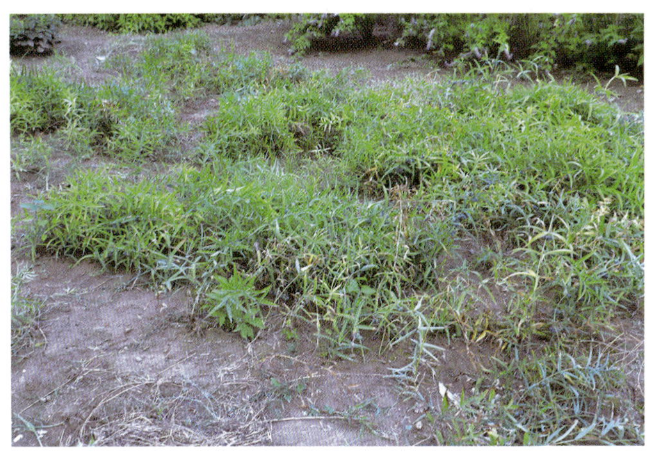

黄精生境

分布

根据本草考证的结果，黄精产区从古至今没有发生太大变化，几乎遍布全国，黑龙江、吉林、辽宁、河北、山西、陕西、甘肃、河南、山东及安徽东部等均有所产。陕西主产于陕西南部，品种为黄精或多花黄精。

栽培历史

关于黄精的种植方法《千金翼方》中就有记载："择取叶参差者是真，取根擘破，稀种，一年以后极稠。种子亦得。其苗甚香美，堪吃。"《本草图经》云："二月、三月采根，入地八、九寸为上。"《本草纲目》云："黄精野生山中，亦可劈根长二寸，稀种之，一年后极稠，子亦可种。"《本草乘雅半偈》曰："一年一节，节大不平，大者如拳。"《本草易读》曰："二八月采根。亦可劈根稀种之，一年后极稠，子亦可种。以所来多伪，近世稀用矣。"说明在清代黄精的栽培技术已经趋近成熟。

除了中医药学著作，古典诗歌中也多有关于黄精种植的记载，如诗人张籍在《寄王侍御》中写道"有田多与种黄精"，姚合《赠丘郎中》有"绕篱栽杏种黄精"，许宣平《见李白诗又吟》的"一池荷叶衣无尽，两亩黄精食有余"等，都是黄精种植历史悠久的佐证。

2003 年，陕西在略阳建立了黄精规范化种植基地。2016 年，当地调查发现黄精林下种植技术。2017 年，略阳黄精通过了国家地理标志产品保护认定。

采收加工

春、秋二季采挖，除去须根，洗净，置沸水中略烫或蒸至透心，干燥。

药材性状

大黄精 呈肥厚肉质的结节块状，结节长可达 10 厘米以上，宽 3~6 厘米，厚 2~3 厘米。表面淡黄色至黄棕色，具环节，有皱纹及须根痕，结节上侧茎痕呈圆盘状，圆周凹入，中部突出。质硬而韧，不易折断，断面角质，淡黄色至黄棕色。气微，味甜，嚼之有黏性。

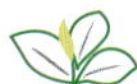

鸡头黄精　呈结节状弯柱形，长 3~10 厘米，直径 0.5~1.5 厘米。结节长 2~4 厘米，略呈圆锥形，常有分枝。表面黄白色或灰黄色，半透明，有纵皱纹，茎痕圆形，直径 5~8 毫米。

姜形黄精　呈长条结节块状，长短不等，常数个块状结节相连。表面粗糙，呈灰黄色或黄褐色，结节上侧有突出的圆盘状茎痕，直径 0.8~1.5 厘米。

炮制

黄精　取原药材，除去杂质，洗净，略润，切厚片，干燥。

酒黄精　取净黄精，加黄酒拌匀，置蒸制容器内，隔水或用蒸汽加热炖透，或炖至酒被吸尽，色泽黑润，口尝无麻味时，取出，稍晾，切厚片，干燥。每 100 千克黄精，用黄酒 20 千克。

蒸黄精　取净黄精，置蒸制容器内，反复蒸至内、外呈滋润黑色，取出，切厚片，干燥。

黑豆制黄精　（1）取黑豆置锅内熬取浓汁，加入黄精，豆汁没过药面，用文火共煮至水尽，取出微晾，再置容器内蒸 5~8 小时；或用豆汁拌浸黄精，润至透心，蒸至黄精内、外呈滋润黑色，取出，切厚片，干燥。每 100 千克黄精，用黑豆 10 千克。

（2）取净黄精片浸泡 2 天，每日换水 1 次；将黑豆煮水取汁，与浸泡好的黄精合煎 12 小时，取出，晒至半干，再加熟蜜、白酒各 5 千克，兑化拌匀后，蒸至黄精呈黑色、无麻味，晒干；或取净黄精用米汤泡透心，淘净后加入炒香的黑豆，加水与药面齐平，用微火煮干，筛去黑豆，再蒸至上气，取出晒干。每 100 千克黄精片，用黑豆 30 千克。

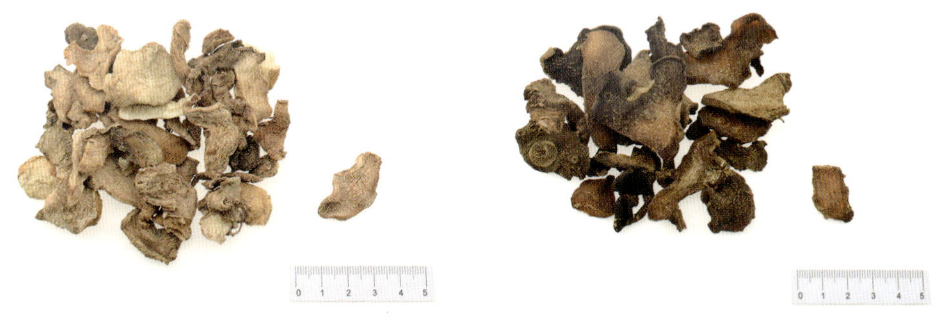

黄精饮片　　　　酒黄精饮片

（3）取净黄精置于锅内用水泡透后煮沸，去水，加生姜、黑豆煮2小时，晒半干，加蜂蜜与水拌匀，蒸至黄精黑亮为度。每100千克黄精，用蜂蜜15千克、黑豆10千克、生姜5千克。

熟地黄制黄精　（1）取净黄精置适宜容器内，蒸至带黑色，晒半干，露1夜，如此反复3次，再加入熟地膏拌匀，润1夜，蒸至黑透，晒半干，露1夜，晒干。每100千克黄精，用熟地膏24千克。

（2）取净黄精置锅内，加熟地黄汁没过药材表面，用文火煮至药汁被吸尽，黄精内、外呈黑色，晾晒，用时再切片。

性味归经

味甘，性平。归脾、肺、肾经。

功能主治

补气养阴，健脾，润肺，益肾。用于脾胃气虚，体倦乏力，胃阴不足，口干食少，肺虚燥咳，劳嗽咳血，精血不足，腰膝酸软，须发早白，内热消渴。

用法用量

煎服9~15克；鲜品30~60克；或入丸、散，熬膏；外用煎水洗。

贮藏

置通风干燥处，防霉，防蛀。

注意事项

中寒泄泻、痰湿痞满气滞者忌服。

化学成分

黄精化学成分多样，主要有甾体皂苷类、黄酮类、苯丙素类、生物碱类、多糖等成分，其中黄精多糖是现行药典中规定控制黄精质量的唯一成分。

药用黄精中主要的甾体皂苷类成分是螺甾烷醇型甾体皂苷、异螺甾烷醇型甾体皂苷和呋甾烷醇型甾体皂苷，其中已鉴定出的螺甾烷醇型甾体皂苷、异螺甾烷醇型甾体皂苷有 72 个。黄精中已被鉴定出来三萜皂苷类成分有 12 个，其中 9 个来源于黄精，3 个来源于滇黄精，但在多花黄精中尚未发现三萜皂苷类成分。此外，黄精中还含有大量以高异黄酮为主的黄酮类成分，以及经鉴定确认的 13 种苯丙素类成分、18 种生物碱类成分。除了上述化学成分，黄精中还有氨基酸、微量元素及烷基糖苷类等其他成分。

药理作用

1. 抗氧化作用

黄精具有一定的抗氧化作用。在黄精提取物的不同成分抗氧化能力研究中，其石油醚、乙酸乙酯和正丁醇提取物均表现出较强的还原性和清除自由基的能力，并呈明显的量效关系。

2. 抗骨质疏松作用

高剂量黄精多糖能阻止骨丢失、骨微结构破坏和骨密度下降，同时对大鼠子宫不产生刺激作用；黄精多糖的抗骨质疏松作用可能影响骨形成和骨吸收两个方面；黄精多糖可能增加骨组织中 G 蛋白偶联受体 48（GPR48）、骨形态发生蛋白（BMP-2）及骨代谢因子的含量，进而提高骨质疏松症骨折大鼠生物力学性能及骨密度，延缓骨质疏松症的进展。

3. 抗肿瘤作用

黄精多糖可通过 TLR4-MAPK/NF-κB 信号通路来实现对肺癌的免疫增强作用，从而起到抗肿瘤作用。

4. 降血糖作用

糖尿病大鼠经过黄精多糖干预后，血糖、糖化血红蛋白浓度可显著降低，胰岛素含量及 C- 肽表达量上升、胰岛素敏感性增强，使糖尿病大鼠胰岛素抵抗得到改善。

5. 保肝作用

滇黄精水提液能显著抑制高脂饮食诱导的大鼠肝脏指数及总胆固醇升高，减轻病理性损伤；对非酒精性脂肪肝大鼠具有保护作用，其保肝作用机制可能与清除线粒体氧化应激产物丙二醛（MDA）、增加线粒体内超氧化物歧化酶（SOD）与谷胱甘肽抗氧化酶（GSH-PX）活性及改善能量代谢障碍有关。

6. 降血脂作用

黄精多糖可降低高脂血症大鼠甘油三酯（TG）、总胆固醇（TC）、低密度脂蛋白胆固醇（LDL-C）含量，升高高密度脂蛋白胆固醇（HDL-C）含量。滇黄精可通过调节血清、尿液和肝脏样品中的许多内源性代谢物来减轻高脂饮食（HFD）诱导的血脂异常。

7. 抗病毒作用

0.2% 黄精多糖眼液滴眼 6 次 / 天，或加服黄精多糖 10 毫克 / 千克，2 次 / 天，对兔实验性单纯疱疹病毒性角膜炎均有治疗作用。

8. 抗心肌细胞损伤作用

不同浓度的黄精多糖均可明显提高细胞的存活率，对 H/R 诱导的 H9c2 心肌细胞具有保护作用。黄精多糖抗心肌细胞损伤作用机制可能与抑制 TLR4-MyD88-NF- κB 信号通路有关。

临床应用

1. 治疗糖尿病、高血压和高脂血症

研究发现，黄精中富含黄精多糖，对于调节糖、脂代谢有明显效果。黄精配伍黄芪、枸杞，对于气虚、阴虚型糖尿病有一定治疗作用；黄精四草汤可治疗高血压；复方多花黄精冲剂可降低血脂，对于高脂血症有明显疗效。

2. 抗菌、消炎及治疗真菌感染

黄精具有较强的抗菌及消炎作用，联合西药能够有效减轻局部炎症反应。其所含的甾体皂苷类成分具有抗菌、消炎、祛痰、止咳的作用，与藿香、大黄、明矾配伍，以白醋煎煮，冷却后擦洗患处可以治疗手足癣。

3. 抗氧化及延缓衰老

研究发现，复方黄精制剂（黄精、黄芪、茯苓、枸杞子、鹿茸、当归等）在以小鼠为试验体的药理学实验中表现出抗应激、耐缺氧、抗疲劳等作用；复方红景天口服液（红景天、枸杞子、黄精）具有抗疲劳、抗寒冷、抗缺氧、抗微波辐射等作用；复方滇黄精浸膏（黄精、山楂等）能延长小鼠在常压缺氧条件下的存活时间，具有抗缺氧的作用；复方党参多糖提取液（党参、茯苓、黄精）可影响成纤维细胞超氧化物歧化酶的活性，具有抗氧化作用；黄精、地龙可增强小鼠的学习记忆能力，对阿尔茨海默病有一定的治疗作用。

4. 治疗糖尿病并发症

糖尿病能导致多种并发症，其中糖尿病肾病是目前临床上较为常见且多发的并发症之一，黄精多糖可以通过抑制发生纤维化，起到保护糖尿病患者肾脏的作用。

参考文献

[1] 陶弘景 . 名医别录 [M]. 尚志钧，辑校 . 北京：人民卫生出版社，1986.

[2] 李时珍 . 本草纲目 [M]. 北京：人民卫生出版社，1982.

[3] 陈嘉谟 . 本草蒙筌 [M]. 张印生，韩学杰，赵慧玲，校 . 北京：中医古籍出版社，2009.

[4] 兰茂 . 滇南本草 [M].《滇南本草》整理组，整理 . 昆明：云南人民出版社，1977.

[5] 严西亭，施澹宁，洪辑菴 . 得配本草 [M]. 北京：人民卫生出版社，1957.

[6] 吴仪洛 . 本草从新 [M]. 北京：人民卫生出版社，1957.

[7] 钱超尘 . 神农本草经校注 [J]. 尚志钧，校注 . 北京：学苑出版社，2008.

[8] 刘京晶，斯金平 . 黄精本草考证与启迪 [J]. 中国中药杂志，2018，43（3）：631-636.

[9] 陶弘景 . 本草经集注 [M]. 上海：群联出版社，1955.

[10] 苏敬 . 新修本草 [J]. 尚志钧，辑校 . 合肥：安徽科学技术出版社，1981.

[11] 孟诜，张鼎 . 食疗本草 [M]. 北京：人民卫生出版社，1984.

[12] 陈仁山，蒋森，陈思敏，等 . 药物出产辨（二）[J]. 中药与临床，2010，1（2）：60-63.

[13] 尹舒雅,钱丽华.黄精基源植物种质多样性及其利用研究进展[J].中国野生植物资源，2022，41（2）：49-57.

[14] 国家药典委员会.中华人民共和国药典：一部[S].北京：中国医药科技出版社，2020.

[15] 张存惠.重修经史证类备用本草[M].北京：人民卫生出版社，1957.

[16] 罗敏，章文伟，邓才富，等.药用植物多花黄精研究进展[J].时珍国医国药，2016，27（6）：1467-1469.

[17] 马存德，席鹏洲，王月茹，等.陕西略阳县野生黄精资源调查研究[J].现代中药研究与实践，2016，30（4）：20-23.

[18] 刘爽，胡舒婷，贾巧君.黄精的化学组成及药理作用的研究进展[J].天然产物研究与开发，2021，33（10）：1783-1796.

[19] 任洪民，邓亚羚，张金莲，等.药用黄精炮制的历史沿革、化学成分及药理作用研究进展[J].中国中药杂志，2020，45（17）：4163-4182.

[20] 王艺，彭国庆，江新泉，等.黄精多糖对糖尿病大鼠模型的保护机制研究[J].中医药导报，2017，23（2）：8-16.

[21] GU W，WANG Y F，ZENG L X，et al. Polysaccharides from Polygon atum kingianum improve glucose and lipid metabolism in rats fed a high fat diet[J]. Biomedicine & Pharmacotherapy，2020，125（C）：109910.

[22] WANG Y，QIN S，PEN G Q，et al. Original research：potential ocular protection and dynamic observation of Polygonatum sibiricum polysaccharide against streptozocin-induced diabetic rats'model[J]. Exp Biol Med （Maywood），2017，242（1）：92-101.

[23] YELITHAO K，SURAYOT U，PARK W，et al. Effect of sulfation and partial hydrolysis of polysaccharides from Polygonatum sibiricum on immune-enhancement[J]. International Journal of Biological Macromolecules，2019，122：10-18.

[24] Li L，THAKUR K，Liao B Y，et al. Antioxidant and antimicrobial potential of polysaccharides sequentially extracted from Polygonatum cyrtonema Hua[J]. International Journal of Biological Macromolecules，2018，114：317-323.

[25] 雷升萍，王靓，龙子江，等.黄精多糖通过TLR4-MyD88-NF-κB通路抑制缺氧/复氧H9c2心肌细胞炎性因子释放[J].中国药理学通报，2017，33（2）：255-260.

[26] 叶松庆，李永全.黄精多糖对骨质疏松性骨折大鼠骨修复及骨代谢因子的影响[J].中国临床药理学杂志，2019，35（18）：2128-2131.

[27] 马存德，常晖，杨祎辰，等.陕西黄精道地性考证[J].中国现代中药，2018，20（7）：887-891，898.

黄芩，生秭归山谷及冤句，今川蜀、河东、陕西近郡皆有之。

——《本草图经》

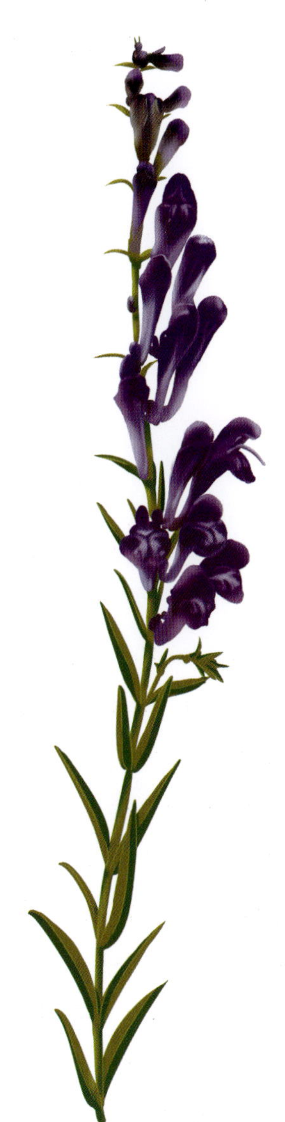

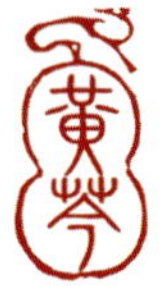

黄 芩

SCUTELLARIAE RADIX

本草考证

1. 名称考证

黄芩始载于《神农本草经》，列为中品。历代本草对其名称及别名的记载较多。《神农本草经》曰：“黄芩，味苦，平。……一名腐肠。”《名医别录》记载：“黄芩一名空肠，一名内虚，一名黄文，一名经芩，一名妒妇。”《本草纲目》记载：“宿芩乃旧根，多中空，外黄内黑，即今所谓片芩，故又有腐肠、妒妇诸名。……子芩乃新根，多内实，即今所谓条芩。”又引弘景曰：“圆者名子芩，破者名宿芩，其腹中皆烂，故名腐肠。”《本草述钩元》有：“圆者名子芩，新根内实，其直者条芩，破者名宿芩，乃旧根，中空，外黄内黝，即今片芩。”此外，黄芩尚有印头、苦督邮、鼠尾芩等别名。《重修政和经史证类备用本草》（简称《政和本草》）引唐本注云：“兖州者大实亦好，名豚尾芩也。”目前，黄芩的商品中除黄芩正名外，仍沿用子芩、条芩、片芩、枯碎芩、尾芩等名称，前两者系指黄芩新根（子根）；后三者指因加工所得黄芩碎片和根下部尾梢，其他名称则很少使用。

2. 基源及产地考证

《本草图经》中写道：“黄芩，生秭归山谷及冤句，今川蜀、河东、陕西近郡皆有之。……亦有独茎者，叶细长青色，两面相对；六月开紫花；根

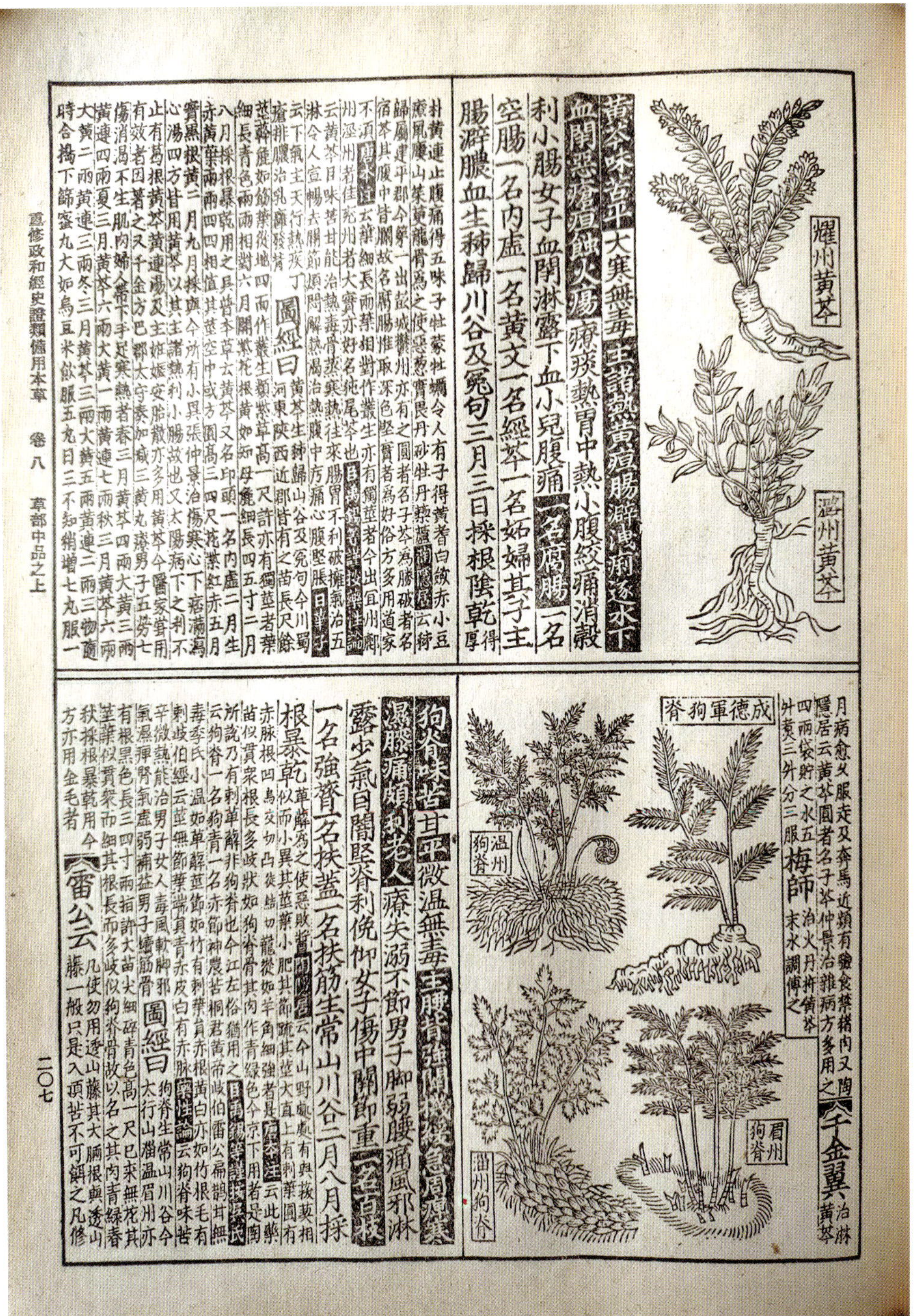

重修政和經史證類備用本草　卷八　草部中品之上

黃芩味苦平大寒無毒主諸熱黃疸腸澼泄痢逐水下血閉惡瘡疽蝕火瘍療痰熱胃中熱小腹絞痛消穀利小腸女子血閉淋露下血小兒腹痛一名腐腸一名空腸一名內虛一名黃文一名經芩一名妒婦其子主腸澼膿血生秭歸川谷及冤句三月三日採根陰乾得厚朴黃連止腹痛得五味子牡蒙牡蠣令人有子得黃耆白斂赤小豆療鼠瘻山茱萸龍骨爲之使惡葱實畏丹砂牡丹藜蘆陶隱居云秭歸屬建平郡今第一出彭城鬱州亦有之圓者名子芩爲勝破者名宿芩其腹中皆爛故名腐腸惟取深色堅實者爲好俗方多用道家不須唐本注云葉細長兩葉相對作叢生亦有獨莖者今出宜州鄜州涇州者佳兗州者大實亦好名㹠尾芩也臣禹錫等謹按藥性論云黃芩臣味苦甘能治熱毒骨蒸寒熱往來腸胃不利破擁氣治五淋令人宣暢去關節煩悶解熱渴治熱腹中㽲痛心腹堅脹日華子云下氣主天行熱疾丁瘡排膿治乳癰發背圖經曰黃芩生秭歸山谷及冤句今川蜀河東陝西近郡皆有之苗長尺餘莖幹麁如筯葉從地四面作叢生類紫草高一尺許亦有獨莖者葉細長青色兩兩相對六月開紫花根黃如知母麁細長四五寸二月八月採根暴乾用之吳普本草云黃芩又名印頭一名內虛二月生赤黃葉兩兩四四相值其莖空中或方圓高三四尺花紫紅赤五月實黑根黃二月九月採與今所有小異張仲景治傷寒心下痞滿瀉心湯四方皆用黃芩以其主諸熱利小腸故也又太陽病下之利不止有葛根黃芩黃連湯及主妊娠安胎散亦多用黃芩今醫家甞用有效者因著之又千金方巴郡太守奏加減三黃丸療男子五勞七傷消渴不生肌肉婦人帶下手足寒熱者春三月黃芩四兩大黃三兩黃連四兩夏三月黃芩六兩大黃一兩黃連七兩秋三月黃芩六兩大黃二兩黃連三兩冬三月黃芩三兩大黃五兩黃連二兩三物隨時合搗下篩蜜丸大如烏豆米飲服五丸日三不知稍增七丸服一月病愈久服走及奔馬近頻有驗食禁猪肉又陶隱居云黃芩圓者名子芩仲景治雜病方多用之千金翼治淋黃芩四兩袋貯之水五外煑三升分三服梅師治火丹杵黃芩末水調傅之

狗脊味苦甘平微溫無毒主腰背強關機緩急周痺寒濕膝痛頗利老人療失溺不節男子脚弱腰痛風邪淋露少氣目闇堅脊利俛仰女子傷中關節重一名百枝一名強膂一名扶蓋一名扶筋生常山川谷二月八月採根暴乾萆薢爲之使惡敗醬陶隱居云今山野處處有與菝葜相似而小異其莖葉小肥其節疏其莖大直上有刺葉圓有赤脉根凹凸𡺎嵸如羊角細強者是唐本注云此藥苗似貫衆根長多歧狀如狗脊骨其肉作青綠色今京下用者是陶所說乃有刺萆薢非狗脊也今江左俗猶用之臣禹錫等謹按吳氏云狗脊一名狗青一名赤節神農苦桐君黃帝岐伯雷公扁鵲甘無毒季氏小溫如萆薢莖節如竹有刺葉圓赤根黃白亦如竹根毛有刺岐伯經云莖無節葉端圓青赤皮白有赤脉藥性論云狗脊味苦辛微熱能治男子女人毒風軟脚邪氣濕痺腎氣虛弱補益男子續筋骨圖經曰狗脊生常山川谷今太行山淄溫眉州亦有根黑色長三四寸兩指許大苗尖細碎青色高一尺已來無花其莖葉似貫衆而細其根長而多歧似狗脊骨故以名之其肉青綠春秋採根暴乾用今方亦用金毛者雷公云凡使勿用透山藤其大腼根與透山藤一般只是入頂苦不可餌之凡修

二〇七

《重修政和经史证类备用本草》中关于黄芩的记述

黄，如知母粗细，长四、五寸，二月、八月采根，暴干用之。”《吴普本草》中有黄芩“二月生，赤黄；叶两两四四相值；其茎空中，或方圆，高三、四尺；花紫红赤，五月实黑，根黄。二月、九月采。”《本草经集注》中记载黄芩“今第一出彭城，郁州亦有之。圆者名子芩为胜。破者名宿芩，其腹中皆烂，故名腐肠，唯深色坚实者为好。”《本草纲目》称：“宿芩乃旧根，多中空，外黄内黑，即今所谓片芩，故又有腐肠、妒妇诸名。……子芩乃新根，多内实，即今所谓条芩。或云西芩多中空而色黔，北芩多内实而深黄。”

《神农本草经》最早只记载了黄芩的生长环境——“生川谷”，并无其植物特征描述。《吴普本草》开始有了黄芩原植物的记载：“二月生，赤黄叶，两两四四相值，茎空中，或方圆，高三、四尺，四月华紫红赤，五月实黑，根黄。”其描述的植物特征与现行药典收载的正品黄芩 *Scutellaria baicalensis* Georgi 形态特征相似。

《本草经集注》云：“圆者名子芩为胜，破者名宿芩，其腹中皆烂，故名腐肠，惟取深色坚实者为好。”由此不难看出，古人通过对黄芩细致入微的观察，已经发现其因生长年限较长而出现根部中央枯朽的情况，并根据生长周期的不同，将药材分为条芩、枯芩两种，认为“深色坚实者好”，为黄芩药材质量的判断提供了标准。《新修本草》曰：“叶细长，两叶相对，作丛生，亦有独茎者。”《本草图经》记载：“苗长尺余，茎秆粗如箸；叶从地四面作丛生，类紫草，高一尺许，亦有独茎者，叶细长青色，两两相对；六月开紫花，根黄，如知母粗细，长四、五寸，二月、八月采根，曝干用之。”

《本草纲目》云：“芩，《说文》作莶，谓其色黄也。或云芩者黔也，黔乃黄黑之色也。宿芩乃旧根，多中空，外黄内黑……子芩乃新根，多内实，即今所谓条芩。”

将以上本草著作对黄芩植物形态特征（四棱柱形的茎、对生叶、紫色花、黄色根等）的具体描述，与现代黄芩属植物的分类学特征比较分析，可知古代药用黄芩的原植物均为唇形科黄芩属 *Scutellaria* 植物。根据《中国植物志》记载，我国有黄芩属植物 102 种，50 个变种，多为野生，南北方均产，根为黄色入药的植物约有 7 种，这些种类主要集中于黄芩亚属的顶序黄芩组。除大叶黄芩 *S. megaphyila* C. Y. Wu.（即韧黄芩）系宽叶黄芩亚组种外，

其余的黄芩 *S. baicalensis* Georgi、连翘叶黄芩 *S. hypericifolia* Levl、甘肃黄芩 *S. rehderiana* Diels.、黏毛黄芩 *S. viscidula* Bge.、丽江黄芩 *S. likiangensis* Diels.、滇黄芩 *S. amoena* C. H. Wright. 均属于狭叶黄芩亚组。根据历代主流本草著作中关于黄芩特征的记述，其正品基源植物必然是以上 7 种植物之一。

从历代本草对黄芩花色的记述方面来看，其中黏毛黄芩又名黄花黄芩（《东北植物检索表》）、腺毛黄芩（《中国药用植物图鉴》），花萼二唇形，黄色或淡黄色，下唇带染粉红斑，长约 2.5 厘米，外面密被腺毛及柔毛。丽江黄芩叶片椭圆状卵形或椭圆形，下面密被腺点，花冠黄白色至绿黄色。由于两者花的颜色为黄色与本草记述的紫色不同，因此应当被排除。

从历代本草对黄芩叶片方面的记述来看，大叶黄芩系宽叶黄芩亚组，叶片与本草记述不同，也应当被否定。连翘叶黄芩为多年生草本；根茎肥厚，粗达 2 厘米，顶端多头。茎多数近直立或弧曲上升，高 10~30 厘米，四棱形，基部粗 1.2~2 毫米，沿棱角上疏被白色平展疏柔毛。产于四川西部，生于海拔 2000~4000 米的山地草坡上。连翘叶黄芩以根茎肥厚为显著特征，与历代本草描述不符。再根据历代本草记述的产地分析，几乎未涉及黄芩高海拔生长的记载，因此，连翘叶黄芩应予以排除。

1959 年重辑的《滇南本草》对黄芩形态做了详尽描述："多年生草本，高 20~30 厘米。主根粗壮，长圆锥形，表面褐色，内部黄色。茎直立，多分枝，四棱形，具绒毛。叶交互对生，矩圆状椭圆形，先端钝，基部阔楔形，全缘或略作浅波状，上面绿色，下面粉绿色，几无柄。花萼筒状，长 3~4 毫米，成二唇形，唇短而阔，外面密被直立柔毛，全缘，结果时封闭，上唇多为紫色，背上有一鸡冠状附属体，长约 1 毫米，宽约 2.5 毫米，干果时增大成匙状；花冠唇形，管长 1.8~2.1 厘米，自中部渐膨大，具数条蓝紫色纵脉。雄蕊 4 枚，子房上位，深四裂，花柱细丝状，柱头不显。坚果极小，直径约 2 毫米，黑色，有小凸点。"生于海拔 1300~3000 米的草地或松林下，主产于滇中的黄芩应当为滇黄芩或丽江黄芩。但历代本草记述的黄芩产地几乎未涉及滇中地区。郭朝民等研究认为，黄芩与滇黄芩在性状上有一定区别，黄芩表面颜色为深黄色，滇黄芩表面为褐色，栓皮脱落后为黄色。黄芩横断面为黄色，中间为红棕色，老根中空，呈枯朽状，这一特征与古籍中关于黄芩中枯芩的特征吻合，而滇黄芩横断面为鲜黄色，具纤维性，无中空状。故滇黄芩也应予以排除。

李时珍在《本草纲目》中关于黄芩所谓的“西芩”“北芩”，应是根据产地划分的。结合目前黄芩属植物的分布和常用药用物种，推测“北芩”可能为今用正品黄芩，而“西芩”可能是甘肃黄芩或西南黄芩一类。

纵观历代本草对黄芩的产地、生长环境、植物形态等的描述可知，古代药用的正品黄芩的基源植物应该是黄芩属植物黄芩，其栽培面积大，质量佳，市场流通量最大，这与《中国药典》中收载的以唇形科多年生草本植物黄芩的干燥根为正品相一致。除此之外，尚有甘肃黄芩、西南黄芩、滇黄芩、丽江黄芩和黏毛黄芩等为目前一些地区的习用品。

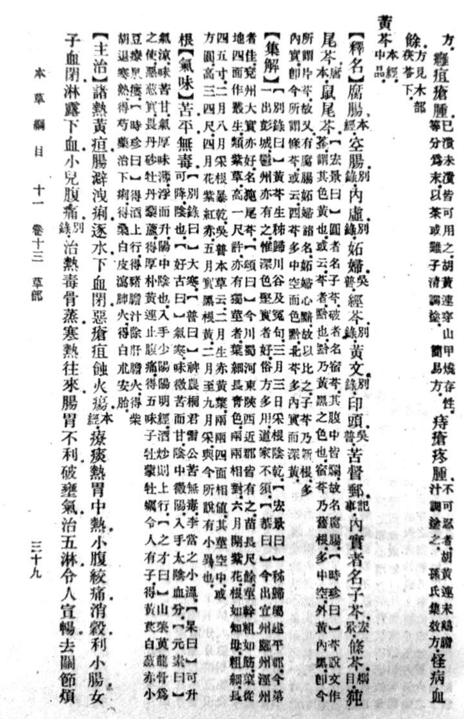
方。癰疽瘡腫。巳潰未潰皆可用之。胡黃連、穿山甲燒存性，等分爲末，以茶或雞子清調塗。簡易方。痔瘡疼腫。不可忍者，胡黃連末，鵝膽汁調塗之。孫氏集效方。怪病血餘。方見木部茯苓下。

黃芩 本經中品。

【釋名】腐腸本經。空腸別錄。內虛別錄。妬婦吳普。經芩別錄。黃文別錄。印頭吳普。苦督郵記事。內實者名子芩弘景。條芩綱目。㹠尾芩唐本。鼠尾芩。【弘景曰】圓者名子芩，破者名宿芩，其腹中皆爛，故名腐腸。【時珍曰】芩說文作菳，謂其色黃也。或云芩者黔也，黔乃黃黑之色也。宿芩乃舊根，多中空，外黃內黑，即今所謂片芩，故又有腐腸、妬婦諸名。妬婦心黯，故以比之。子芩乃新根，多內實，即今所謂條芩。或云西芩多中空而色黔，北芩多內實而深黃。

【集解】【別錄曰】黃芩生秭歸川谷及冤句，三月三日采根陰乾。【弘景曰】秭歸屬建平郡。今第一出彭城，鬱州亦有之。惟深色堅實者好。俗方多用，道家不須。【恭曰】今出宜州、鄜州、涇州者佳，兗州大實亦好，名㹠尾芩。【頌曰】今川蜀、河東、陝西近郡皆有之。苗長尺餘，莖幹粗如筋，葉從地四面作叢生，類紫草，高一尺許，亦有獨莖者。葉細長青色，兩兩相對。六月開紫花。根如知母粗細，長四五寸。二月、八月采根暴乾。吳普本草云：二月生赤黃葉，兩兩四面相值。其莖空中，或方圓，高三四尺。四月花紫紅赤。五月實黑根黃。二月至九月采。與今所說有小異也。

根【氣味】苦，平，無毒。【別錄曰】大寒。【普曰】神農、桐君、雷公：苦，無毒。李當之：小溫。【杲曰】可升可降，陰也。【好古曰】氣寒，味微苦而甘，陰中微陽，入手太陰血分。【元素曰】氣涼，味苦甘，氣厚味薄，浮而升，陽中陰也。入手少陽、陽明經。酒炒則上行。【之才曰】山茱萸、龍骨爲之使。惡葱實。畏丹砂、牡丹、藜蘆。得厚朴、黃連止腹痛。得五味子、牡蒙、牡蠣令人有子。得黃芪、白蘞、赤小豆療鼠瘻。【時珍曰】得酒上行，得豬膽汁除肝膽火，得柴胡退寒熱，得芍藥治下痢，得桑白皮瀉肺火，得白朮安胎。

【主治】諸熱黃疸，腸澼洩痢，逐水，下血閉，惡瘡疽蝕火瘍。本經。療痰熱，胃中熱，小腹絞痛，消穀，利小腸，女子血閉，淋露下血，小兒腹痛。別錄。治熱毒骨蒸，寒熱往來，腸胃不利，破壅氣，治五淋，令人宣暢，去關節煩

本草綱目 十一 卷十三 草部 三十九

《本草纲目》中关于黄芩的记述

历代本草对黄芩产地的记载比较广泛。《神农本草经》称其“生川谷”。《名医别录》记载（黄芩）“生姊归（今湖北姊归）及宛朐（今山东菏泽）”。

《本草经集注》载：“姊归属建平郡（今湖北境内），今第一出彭城（今江苏铜山），郁州（今江苏灌云）亦有之……惟取深者坚实者为好。”《新修本草》载：“今出宜州（今湖北宜昌）、鄜州（今陕西富县）、泾州（今甘肃泾川）者佳，兖州（山东境内）者大实亦好”。《本草图经》及《证类本草》载：“今川蜀、河东、陕西近郡皆有之”。《本草蒙筌》称其“所产尚彭城，属山东”。《植物名实图考》称“黄芩以秭归产著……滇南多有”。从历代本草对黄芩产地的记载看，湖北、山东、江苏、四川、陕西、甘肃、云南等均有分布，并认为湖北宜州、陕西鄜州、甘肃泾州及山东兖州

的黄芩质量较好，《本草品汇精要》有宜州、鄜州、泾州、兖州为道地产区的记载。

分析整理历代主流本草关于黄芩生长环境或产地，结合历代行政区划名称的变迁，能总结出黄芩历史产地涉及湖北、山东、江苏、陕西、甘肃、河南、四川、山西、云南、河北、北京、天津等地，且主要涉及的区域范围在长江以北，黄河以南。随着时间的推移，黄芩的主产地在一定的范围内发生了变化。南北朝梁代以前，主要集中在我国东部沿海地区；唐代，主要集中在我国中部，以及西北部黄土高原地区；宋代，主要集中在我国中部、华北西部。就黄芩的生长环境或地形地貌而言，主要涉及山区、平原、丘陵，与《本经》中记载的“生川谷”的生长环境基本相符。

然而从黄芩产地古今记载分析，历代本草中涉及各个品种的黄芩，在内蒙古、黑龙江、吉林、辽宁、宁夏等省份都没有分布。而从黑龙江、吉林、辽宁、内蒙古、山东、河南、陕西、湖北、江苏等省的地方志中查阅，却有黄芩在当地分布的记录。现今黄芩的道地产区为河北 – 热河一带（即河北省燕山坝上和承德地区），有“热河黄芩”之称，与历代主流本草的记述存在一定的差异。

综合主流本草、地方志以及黄芩的生长习性、道地产区等因素分析，发现黄芩似乎存在江苏—湖北—陕西、山西—山东、河南—河北—东三省、内蒙古的分布变迁，即从长江以北的地区由南向北迁移。从药用沿革来看，黄芩在北方各省基本都有分布。加之，我国多次中药资源普查结果，可得出河北、山西、陕西、甘肃、山东、内蒙古均是黄芩药材的主要产区。

3. 药用历史沿革

《神农本草经》记载黄芩“主诸热，黄疸，肠澼，泄利，逐水，下血闭，恶疮，疽蚀，火疡”，长于清中焦之热，燥中焦之湿。东汉张仲景将黄芩与其他方药配伍使用治疗各种疾病，他在《伤寒论》中收录了多个含黄芩的方剂，如黄芩汤、小柴胡汤、半夏泻心汤等。李时珍曾提到在他 20 岁时用黄芩成功治愈了自己严重的肺部感染。《医学衷中参西录》中认为黄芩“又善入肝胆清热，治少阳寒热往来”。

黄芩也是少数民族医学中的常用药材，在《四部医典》《晶珠本草》《蒙药正典》等蒙、藏医药文献中均有记载，如蒙药中称其为“混饮”。

植物形态

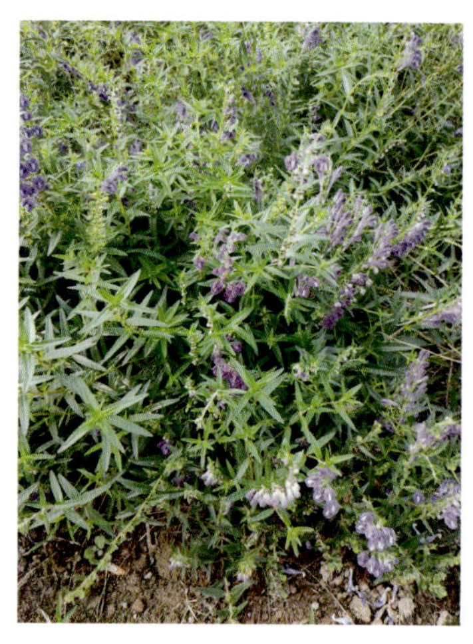
黄芩原植物

黄芩为多年生草本。根茎肥厚，肉质，直径达 2 厘米，伸长而分枝。茎基部伏地，上升，高（15）30~120 厘米；基部直径 2.5~3 毫米，钝四棱形，具细条纹，近无毛或被上曲至开展的微柔毛，绿色或带紫色，自基部多分枝。叶坚纸质，披针形至线状披针形，长 1.5~4.5 厘米，宽 0.5~1.2 厘米，顶端钝，基部圆形，全缘，上面暗绿色，无毛或疏被贴生至开展的微柔毛，下面色较淡，无毛或沿中脉疏被微柔毛，密被凹腺点，侧脉 4 对；叶柄短，长 2 毫米，腹凹背凸，被微柔毛。总状花序在茎及枝上顶生，长 7~15 厘米，常于茎顶聚成圆锥花序；花梗长 3 毫米，与序轴均被微柔毛；苞片下部者似叶，上部者远较小，卵圆状披针形至披针形，长 4~11 毫米，近于无毛。开花时花萼长 4 毫米，盾片高 1.5 毫米，外面密被微柔毛，萼缘被疏柔毛，内面无毛；果时花萼长 5 毫米，盾片高 4 毫米。花冠紫红至蓝色，长 2.3~3 厘米，外面密被具腺短柔毛，内面在囊状膨大处被短柔毛；冠筒近基部明显膝曲，中部径 1.5 毫米，至喉部宽达 6 毫米；冠檐二唇形，上唇盔状，先端微缺，下唇中裂片三角状卵圆形，宽 7.5 毫米，两侧裂片向上唇靠合；雄蕊 4，稍露出，前对较长，具半药，退化半药不明显，后对较短，具全药，药室裂口具白色髯毛，背部具泡状毛；花丝扁平，中部以下前对在内侧，后对在两侧被小疏柔毛；花柱细长，先端锐尖，微裂；花盘环状，高 0.75 毫米，前方稍增大，后方延伸成极短子房柄；子房褐色，无毛。小坚果卵球形，高 1.5 毫米，径 1 毫米，黑褐色，具瘤点，腹面近基部具果脐。花期 7—8 月，果期 8—9 月。

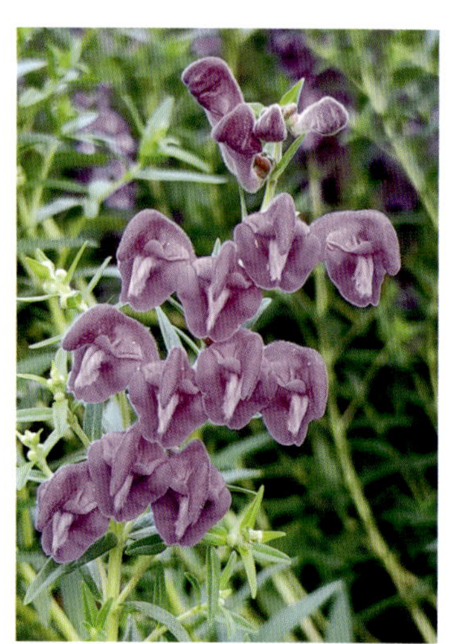
黄芩花

生长习性

野生黄芩生于山顶、山坡、林缘、路旁等向阳、干燥的地方，喜欢温暖，耐寒。成年植株地下部分在 −35 ℃下也能安全越冬，但无法忍受 40 ℃以上的连续高温天气。耐旱怕湿，地内积水过深或雨水过多时生长不良，重者烂根死亡。排水不良的土地不适合栽培，土壤条件以腐殖质土壤和砂质土壤为基础，酸碱度以中性和微碱性为宜。

黄芩根为直根系，前 3 年主根生长正常，其长度、直径、鲜重和干重均逐年增加，且黄芩苷的含量也相对较高。第 4 年以后，主根生长速度变缓，一部分会变枯心，之后逐年停止生长。8 年生的黄芩几乎所有主根和粗侧根均变为枯心，并且黄芩苷的含量也大幅度降低。黄芩出苗后，主茎逐渐长高，叶数逐渐增加，然后形成形花蕾、开花、结果，5—6 月为茎叶生长期。一年生黄芩的主茎约有 30 对叶，其中前 5 对叶每 4~6 天生长 1 对，之后每 2~3 天生长 1 对叶。一年生黄芩植株一般出苗后 2 个月开始现蕾，2 年及以后生黄芩多于出苗后 70~80 天开始现蕾，现蕾后 10 天左右开花，40 天左右果实成熟，环境条件适宜时果期可持续到霜枯期。

分布

天然黄芩的产地主要分布于河北、内蒙古中北部和东三省大部分地区。黄芩人工种植产地有山西、陕西、山东、甘肃四省，主要集中在山西的绛县南凡镇、夏县瑶峰镇、新绛县万安镇、闻喜县薛店镇、万荣县等地；陕西的渭南市桥南镇、商洛市孝义镇和夜村镇、洛南县景村镇、丹凤县棣花镇和商镇等地；山东的沂蒙山区、莒县库山乡、莱芜市茶业口镇、沂水县富官乡镇等地；甘肃的陇西县、渭源县、漳县、岷县、宕昌县等地。

栽培历史

我国许多地区已经对黄芩进行引种栽培，已成为药用黄芩的主要商品来源，如陕西、山西、河北、山东、甘肃等省均有大面积种植，其中东北、华北产量最大。目前，黄芩人工栽培虽然取得了一些成果，但还没有培育出优良品种或家种类型，甚至有些黄芩经过几代栽培后还形成了一些变异类型。这导致了黄芩种质间的质量参差不齐，并且出现了种质退化的现象。

黄芩在陕西商洛已有 40 余年栽培历史。1978 年，商洛开始了黄芩的人工栽培，所用的种源多为当地野生种或稍加人工驯化后的种子，种植面积比较小，产量较低，至 1984 年开始较大面积种植。随着黄芩市场需求量的增加栽培效益不断提高，栽培面积也日益扩大。

采收加工

人工栽培黄芩的采收时间以 3 年生为宜。一般选择深秋黄芩茎叶枯萎后采挖。由于黄芩根长得深，所以应当深挖，以防根折断。地区不同、纬度不同，黄芩的采收时期也有所不同，如山西运城等地的采收时间是每年 10 月 15 日左右，而在黑龙江大庆等地的采收时间是每年 9 月 20 日左右。采收后的根部除去附着的茎、叶和泥土，晒至半干，撞去老皮，使根呈现出棕黄色，随后继续晾晒（要避免强光暴晒）至全干，或通过热风干燥（进风口温度为 60~65 ℃，出风口温度为 40~45 ℃），使最终含水量不超过 12%。由于黄芩的根部遇水会先变绿再变黑，影响药材质量，因此在干燥过程中也应该避免淋雨。

黄芩药材以根部坚实、无空心、内部为金黄色者为上品。

药材性状

本品呈圆锥形，扭曲，长 8~25 厘米，直径 1~3 厘米。表面棕黄色或深黄色，有稀疏的疣状细根痕，上部较粗糙，有扭曲的纵皱纹或不规则的网纹，下部有顺纹和细皱纹。质硬而脆，易折断，断面黄色，中心红棕色；老根中心呈枯朽状或中空，暗棕色或棕黑色。气微，味苦。

栽培品较细长，多有分枝。表面浅黄棕色，外皮紧贴，纵皱纹较细腻。断面黄色或浅黄色，略呈角质样。味微苦。

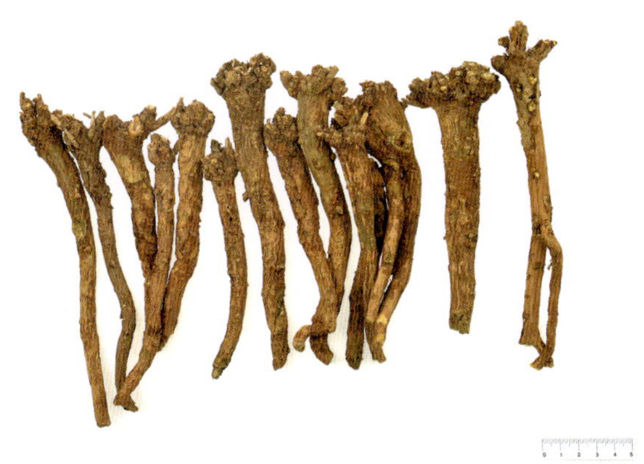

黄芩药材

炮制

黄芩片　取黄芩原药材，除去杂质，洗净。大小分档，置沸水中煮10分钟，取出，闷8~12小时，至内外湿度一致时，切薄片，干燥；或置蒸制容器内，隔水加热，蒸至“圆气”后半小时，待质地软化时取出，趁热切薄片，干燥（注意避免曝晒）。

酒黄芩　取黄芩片，加黄酒拌匀，闷透，置炒制容器内，用文火炒至药物表面微干，呈深棕黄色，并可嗅到药物和黄酒的固有香气，取出，晾凉。每100千克黄芩片，用黄酒10千克。

黄芩炭　取黄芩片，置于预热好的炒制容器内，用武火炒至药材表面呈黑褐色，内部呈深黄色，取出，摊开，晾凉。

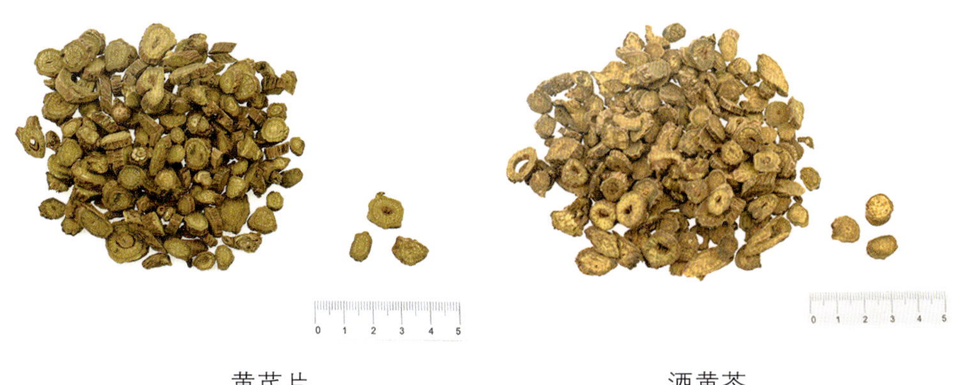

黄芪片　　酒黄芩

性味归经

味苦，性寒。归肺、胆、脾、大肠、小肠经。

功能主治

清热燥湿，泻火解毒，止血，安胎。用于湿温、暑湿，胸闷呕恶，湿热痞满，泻痢，黄疸，肺热咳嗽，高热烦渴，血热吐衄，痈肿疮毒，胎动不安。

用法与用量

煎服，3~10 克。

贮藏

置通风干燥处，防蛀。

注意事项

虽然滇黄芩、黏毛黄芩、缙云黄芩、甘肃黄芩都含有与黄芩类似的黄酮类化合物，并在少数地区作为黄芩用，但以上均为非正品黄芩。

化学成分

黄芩中主要成分为黄酮类、挥发油类、甾醇类、微量元素及其他成分。

1. 黄酮类

黄酮类成分是黄芩的主要化学成分和特征性成分，其种类繁多，根据提取部位的不同其含量差异明显，其中黄芩地下根的黄酮类成分含量较高，是主要的药用部位，而民间将黄芩茎、叶主要用于茶饮。黄芩的黄酮类成分主要包括黄芩素、黄芩苷、汉黄芩素、汉黄芩苷、千层纸素 A、芹菜素、木犀草素、野黄芩苷、异红花素 -7-O-β-D- 葡萄糖醛酸苷、红花素 -7-O-β-D- 葡萄糖醛酸苷、韧黄芩素Ⅰ、黄芩黄酮Ⅱ、5,7,2′,5′- 四羟基 -8,6′- 二甲基黄酮、5,7- 二羟基 -6- 甲氧基二氢黄酮、5- 甲氧基 -7- 羟基二氢黄酮等。

2. 挥发油类

有学者利用气相色谱 - 质谱联用仪（GC-MS）从黄芩乙醚提取物中分离出81种挥发油类成分,其主要成分有乙酰丙酮、(E)-4- 苯基 -3- 丁烯 -2- 酮、1- 苯基 -1,3- 丁二酮、棕榈酸和油酸等。杨得坡利用 GC-MS 对黄芩粉末进行分析，分离出 19 种挥发油类成分，主要有薄荷酮、异薄荷醇、β - 广藿香烯、α - 愈创木烯、β - 愈创木烯、β - 芹子烯、异戊二烯等。

3. 甾醇类

在黄芩中发现 β - 谷甾醇、β - 谷甾醇 -3-O-β-D- 葡萄糖苷、α - 菠甾醇等甾醇类成分。

4. 微量元素

黄芩中还含有多种微量元素，如铁、锌、铜、锰、铅、镉等。

药理作用

1. 解热作用

现代药理学研究表明，黄芩提取物对干酵母诱导的大鼠发热有显著的解热作用，将其高效液相色谱（HPLC）图谱各组分峰面积与解热药效数据相关联，结果发现黄芩苷与黄芩素是黄芩解热作用的重要物质基础。黄芩茎叶的提取物野黄芩苷和黄芩苷对大肠埃希菌内毒素致热家兔的体温有明显降低作用，并且两者的解热作用相当。

2. 抗炎作用

黄芩提取物能够有效抑制脂多糖所诱导的小鼠小胶质细胞（BV2）炎症反应，其抗炎机制是通过抑制脂多糖诱导活化的 Toll 样受体 4（TLR4）炎症通路，使炎症因子白介素 -1β（IL-1β）、白介素 -6（IL-6）和肿瘤坏死因子 α（TNF-α）的释放减少，从而改善炎症反应。黄芩中的野黄芩苷可通过抑制体内炎性介质前列腺素 E2（PGE2）的合成，使耳肿胀模型小鼠、腹膜炎模型小鼠、气囊滑膜炎模型小鼠的耳肿胀程度、毛细血管通透性、腹腔渗出液及白细胞数量均被明显抑制，减轻炎症反应。黄芩苷可以抑制 TLR2 介导的核因子 κB（NF-κB）通路的活化，使 TLR2 及髓样分化因子 88（MyD88）的基因表达，TLR2、MyD88、NF-κBp65 的蛋白表达明显降低，对类风湿关节滑膜炎产生良好的消炎作用。

3. 抗菌、抗病毒作用

黄芩具有广谱抗菌活性，对多种细菌、真菌均有较好的抑制效果。何谷良等研究发现，黄芩苷能够在一定程度上抑制耐甲氧西林金黄色葡萄球菌的活性，其机制可能是对细菌生物膜的形成产生了抑制作用；黄芩素可降低 *icaA* 和 *cidA* 基因的表达，对细胞间多糖黏附素（PIA）的合成和胞外 DNA（eDNA）的释放产生影响，进而抑制金黄色葡萄球菌生物被膜的形成；有学者在对黄芩苷抗流感病毒作用的研究中发现，黄芩苷能够抑制病毒蛋白 NS1 表达，上调干扰素诱导的抗病毒信号、减弱 PI3K/Akt 信号，无论在体内还是体外均对甲型流感病毒 H1N1-pdm09 产生抑制作用；在对黄芩素抗人巨细胞病毒（HCMV）的体外实验中，更昔洛韦和黄芩素均表现出了抗 HCMV 作用，并且黄芩素的治疗指数比更昔洛韦还要高。

4. 抗肿瘤作用

目前对于黄芩的抗肿瘤作用研究较广泛，发现其对多种类型的癌细胞均有显著影响，药效物质基础也多集中在黄芩素、汉黄芩素、黄芩苷和汉黄芩苷等黄酮类化合物中。研究发现，黄芩苷通过降低凋亡蛋白 B 淋巴细胞瘤 -2（Bcl-2）的表达水平，升高凋亡蛋白天冬氨酸特异性半胱氨酸蛋白酶 -3（caspase-3）及天冬氨酸特异性半胱氨酸蛋白酶 -9（caspase-9）的表达水平，显著降低人结肠癌 SW480 细胞的增殖活性，促进其凋亡，其机制可能与线粒体途径有关。汉黄芩素通过增强天然人成纤维细胞基质金属蛋白酶抑制物 -2（TIMP-2）的表达，降低转化生长因子 -β1（TGF-β1）的表达，抑制基质金属蛋白酶 2（MMP-2）、脂联素（APN）和表皮生长因子受体 -酪氨酸蛋白激酶（EGFR-TPK）的活性，激活凋亡蛋白 caspase-3，从而抑制肺癌 A549 细胞的增殖与转移，促进其凋亡；在胃癌 SGC-7901 细胞中，血管内皮生长因子（VEGF）表达增加，而黄芩素通过抑制胃癌细胞 VEGF mRNA 和蛋白的表达，抑制了血管生成，诱导细胞凋亡。

临床应用

1. 传统应用

（1）治疗伤寒肺热证。可选择麻黄升麻汤，药用麻黄（去节）、升麻、当归、知母、黄芩、萎蕤（一作菖蒲）、芍药、天门冬（去心）、桂枝（去皮）、茯苓、甘草（炙）、石膏（包）、白术、干姜，用于肺中郁热及脾虚下痢的上热下寒证。方中黄芩与石膏、知母配伍，达到清泻肺中郁热之效；与麻黄、升麻相伍，取发越郁阳之功，与《素问・六元正纪大论》所说“火郁发之”相应。

又如泽漆汤，药用半夏、紫参（一作紫菀）、泽漆、生姜、白前、甘草、黄芩、人参、桂枝，用于肺中停饮，郁而化热之咳喘证。方中用黄芩清泻肺热，全方共奏清热逐水，通阳化饮之功。

（2）治疗心火亢盛证。方选泻心汤，药用大黄、黄连、黄芩，用于邪热壅滞心下，气机痞塞证，症见邪火内炽之迫血妄行，吐血，衄血，便秘，溲赤，舌苔黄腻，脉数实。

又如黄连阿胶汤，药用黄连、黄芩、芍药、阿胶、鸡子黄，用于心火亢盛，肾阴亏虚所致的心烦不得卧。方中黄芩、黄连清心火而坚阴，阿胶、芍药、鸡子黄添补肾阴。

（3）治疗胃热证。方选附子泻心汤，药用大黄、黄连、黄芩、附子，用于阳虚于外，热结于胃，症见心下痞满，而复恶寒汗出，脉沉。干姜黄芩黄连人参汤、半夏泻心汤均可用于胃热脾寒、上吐下利之证。

（4）治疗肝郁热证。方选侯氏黑散，药用菊花、白术、细辛、茯苓、牡蛎、桔梗、防风、人参、白矾、黄芩、当归、干姜、川芎、桂枝，用于肝旺脾虚，湿痰素盛，外风引动内风之证。治疗湿热胎动不安，可选当归散，药用当归、黄芩、芍药、川芎、白术，此即黄芩为“安胎圣药”的由来。

（5）治疗胆热证。方选小柴胡汤，药用柴胡、黄芩、人参、半夏（清）、甘草（炙）、生姜、大枣，用于胆火肆逆，枢机不利的少阳热盛证。方中黄芩与柴胡相须配伍，《本草汇言》曰："清肌退热，柴胡最佳，然无黄芩不能凉肌达表"，可见黄芩是清解少阳之热不可或缺之品。

黄芩汤可治疗胆热下利证，该证病机为少阳胆热内迫阳明，下趋大肠而致的泻痢。此方为治疗痢疾的祖方，因黄芩配芍药能入血分，清除血中之热，故后世用本方专治湿热下利脓血的痢疾。

（6）治疗大肠湿热证。可选葛根黄芩黄连汤，药用葛根、甘草、黄芩、黄连。方中黄芩、黄连能清热坚阴止痢，黄芩可加强葛根解肌退热的效果。

2. 现代应用

（1）猩红热。取黄芩 9g，水煎，连服 3 日，每日 2 或 3 次，在猩红热流行期间可起到预防作用。

（2）肝炎。以黄芩提取物黄芩素为主要成分的黄芩胶囊可用于治疗急性传染性肝炎。用药 1 个月后，患者的症状和体征均消失，肝功能恢复正常。黄芩素针剂对急性无黄疸型肝炎有较好疗效。乙型肝炎病毒（HBV）抗原的体外活性抑制试验表明，黄芩苷对 HBV 的三种抗原（HBV 表面抗原、HBVe 抗原、HBV 核心抗原）有较显著的抑制作用，对迁延型慢性肝炎有一定治疗效果，并对肝功能指标 [如谷丙转氨酶（SGPT）等] 异常有一定改善作用，但治疗后有 16.7% 的患者有 SGPT 反跳现象，宜联合用药。

（3）呼吸系统疾病。黄芩煎液可用于治疗小儿急性上呼吸道感染，1 岁以下儿童每日 6 毫升，1 岁以上儿童每日 8~10 毫升，5 岁以上酌加，均分 3 次服用。体温多在 3 日内恢复正常，症状在 40 日左右即消失。复方黄芩注射液可治疗老年人肺部感染；对于白念珠菌感染、真菌感染，该注射液也有预防和治疗的作用。

（4）高血压。取黄芩制成 20% 的酊剂，每次 5~10 毫升，日服 3 次。

（5）痈肿。取黄芩 6 克，切碎晒干，放入 500 毫升水中，煎煮 20 分钟，过滤。然后放入无菌纱条浸泡 3 日，即得黄芩敷料。用时，将患处切开引流，用双氧水消毒，覆盖上黄芩纱条，再覆以消毒纱布，用胶布固定，每日 2 次，2 日为 1 疗程。

（6）急性放射性皮炎。每日放疗前及睡前将黄芩水提物浓缩液（每克含生药 7.5 克）均匀薄涂在放射野的皮肤处，次日清晨及放疗后洗去。

（7）消化道疾病。黄芩可治疗胃十二指肠溃疡、慢性胃炎、慢性胆囊炎、慢性胰腺炎等。疏肝和胃理脾汤由小柴胡汤和枳术汤化裁而来，基本方为柴胡 10 克、黄芩 10 克、半夏 10 克、枳壳 15 克、白术 12 克、莱菔子 20 克，集寒热、消补、升降为一体，旨在和解疏理气机，用于胃十二指肠溃疡、慢性胃炎、慢性胆囊炎、慢性胰腺炎等引起的胃脘痛，证属肝胃不和、肝郁脾虚、肝胃郁热者的治疗。

（8）祛斑。以黄芩、当归、维 A 酸（维甲酸）、维生素 E 为主要成分制备的复方黄芩祛斑霜，可用于治疗黄褐斑，祛斑效果满意且作用温和、持久。

参考文献

[1] 李杨，杨建宇，范竹雯，等. 中国道地药材研究近况系列道地药材黄芩的研究近况 [J]. 光明中医，2020，35（7）：1106-1109.

[2] 柳雨影. 四季三黄丸质量标准提高研究 [D]. 南京：南京中医药大学，2021.

[3] 祝社民. 商洛黄芩栽培技术 [J]. 现代农业科技，2010，31（13）：145，148.

[4] 祝社民. 商州区黄芩生产存在的问题及对策 [J]. 现代农业科技，2009，32（23）：150-151.

[5] 张桐，张艳华，杨嵌倩，等. 高品质黄芩规范化种植技术 [J]. 陕西农业科学，2021，67（12）：89-92，100.

[6] 房城，于兴博，郑秀茜，等. 黄芩的化学成分及药理作用研究进展 [J]. 化学工程师，2021，35（3）：52-54.

[7] 罗辉，余意，肖蕾，等. 黄芩主要化学成分对口腔疾病作用的研究综述 [J]. 世界科学技术：中医药现代化，2021，23（9）：3289-3297.

[8] 付国辉，马香芹. 黄芩的化学成分及药理作用研究进展 [J]. 中国当代医药，2015，122（22）：18-20.

[9] 姜希红，刘树民. 黄芩药理作用及其化学物质基础研究 [J]. 中国药师，2020，23（10）：2004-2010.

[10] 吴普. 吴普本草 [M]. 尚志钧，辑校. 北京：人民卫生出版社，1987.

[11] 苏敬. 新修本草 [M]. 尚志钧，辑校. 合肥：安徽科学技术出版社，1981.

[12] 苏颂. 图经本草 [M]. 胡乃长，王致谱，辑注. 福州：福建科学技术出版社，1988.

[13] 李时珍. 本草纲目 [M]. 北京：人民卫生出版社，1982.

[14] 中国科学院中国植物志编辑委员会. 中国植物志 [M]. 北京：科学出版社，1977.

[15] 宋万志. 药用黄芩的资源研究 [J]. 药学学报，1981，16（2）：139-145.

[16] 兰茂. 滇南本草 [M].《滇南本草》整理组，整理. 昆明：云南人民出版社，1977.

[17] 郭朝民，郭秀丽. 黄芩与滇黄芩的鉴别 [J]. 河南中医，2003，23（9）：72-73.

[18] 谢宗万. 中药材品种论述 [M]. 上海：上海科学技术出版社，1994.

[19] 谢景，王文全，侯俊玲，等. 黄芩本草溯源及其采收加工研究概况 [J]. 中医药信息，2014，31（4）：10-13.

[20] 李子. 黄芩的本草考证及道地产区分布与变迁的研究 [D]. 北京：中国中医科学院，2010.

[21] 蔡宝昌 . 中药炮制学 [M]. 北京：中国中医药出版社，2008.

[22] 国家药典委员会 . 中华人民共和国药典：一部 [S]. 北京：中国医药科技出版社，2020.

绞股蓝，生田野中，延蔓而生。

——《救荒本草》

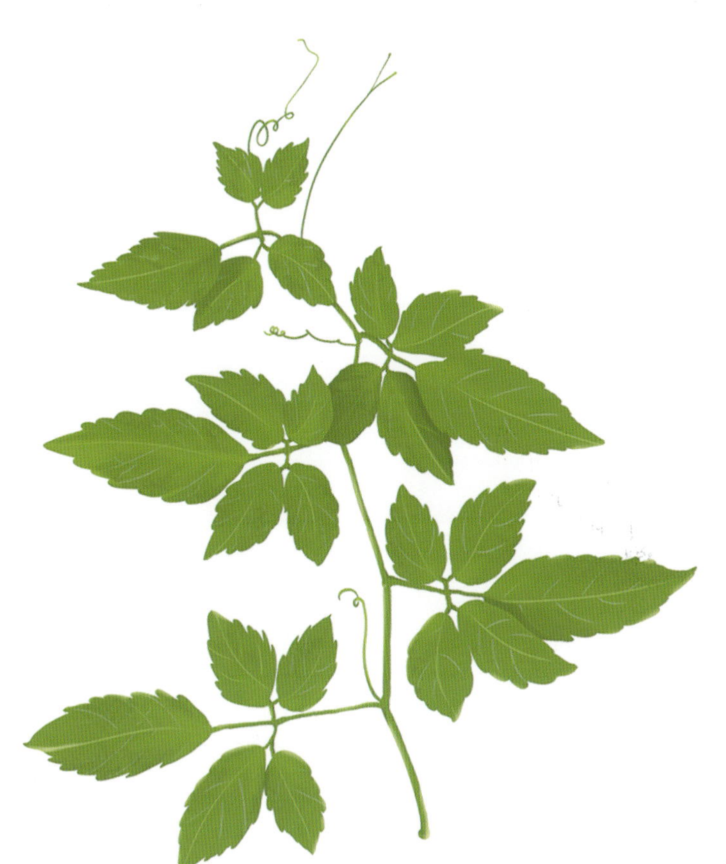

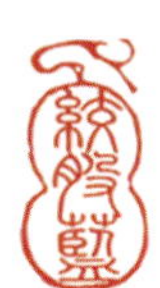

绞股蓝

HERBA GYNOSTEMMATIS PENTAPHYLLI

本草考证

1. 名称考证

绞股蓝之名始载于明代朱橚所著的《救荒本草》中，《中草药通讯》中称其为七叶胆，《中华本草》《中药大辞典》又收录其别名小苦药、公罗锅底、落地生和遍地生根。《植物名实图考》中也对绞股蓝进行了收载。

2. 基源及产地考证

绞股蓝为葫芦科植物绞股蓝 *Gynostemma pentaphyllum*（Thunb.）Mak. 的干燥全草。古籍中对绞股蓝的形态学描述比较简单，如《救荒本草》云：“绞股蓝，生田野中，延蔓而生。叶似小蓝叶，短小较薄，边有锯齿；又似痢见草，叶亦软，淡绿，五叶攒生一处。开小黄花，又有开白花者。结子如豌豆大，生则青色，熟则紫黑色。叶味甜。”

3. 药用历史沿革

绞股蓝最初是作为饥荒时可供食用的野菜而见于春秋战国时期，后为《救荒本草》所收录，称其可“救饥：采叶煠熟，水浸去邪味涎沫，淘洗净，油盐调食。”《本草纲目》中将绞股蓝当乌蔹莓作药用，治小便尿血，喉痹肿痛，项下热肿，一切肿痛，跌扑损伤。直到 1972 年，《中草药通讯》中明确将绞

 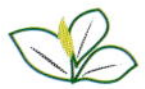

股蓝作为药物记载。

此后的近现代药物著作中，对绞股蓝的功效有了更进一步的记述。如《中草药彩图手册》记载绞股蓝可清热解毒，止咳祛痰，并有类似人参强壮补益作用，临床应用于治疗慢性气管炎、各种肿瘤、溃疡病、失眠、头痛等；《中华本草》中记载绞股蓝的功能主治为“清热，补虚，解毒。主体虚乏力，虚劳失精，白细胞减少症，高脂血症，病毒性肝炎，慢性胃肠炎，慢性气管炎”；《中药大辞典》对绞股蓝的功效认知与《中草药彩图手册》较一致；《全国中草药汇编》记载绞股蓝可清热解毒，止咳祛痰，用于慢性支气管炎、传染性肝炎、肾炎、胃肠炎；《浙江民间常用草药》记载绞股蓝可治劳伤虚损。

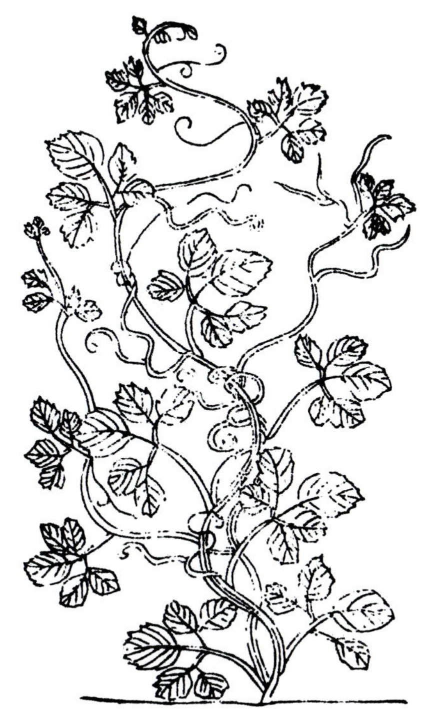

《救荒本草》中绞股蓝的植物形态

植物形态

绞股蓝为草质攀援植物。茎细弱，具分枝，具纵棱及槽，无毛或疏被短柔毛。叶膜质或纸质，鸟足状，具小叶 3~9，通常 5~7，叶柄长 3~7 厘米，被短柔毛或无毛；小叶片卵状长圆形或披针形，中央小叶长 3~12 厘米，宽 1.5~4 厘米，侧生叶较小，先端急尖或短渐尖，基部渐狭，边缘具波状齿或圆齿状牙齿，上面深绿色，背面淡绿色，两面均疏被短硬毛，侧脉 6~8 对，上面平坦，背面凸起，细脉网状；小叶柄略叉开，长 1~5 毫米。卷须纤细，二歧，稀单一，无毛或基部被短柔毛。花雌雄异株，雄花圆锥花序，花序轴纤细，多分枝，长 10~15（~30）厘米，分枝广展，长 3~4（~15）厘米，有时基部具小叶，被短柔毛；花梗丝状，长 1~4 毫米，基部具钻状小苞片；花萼筒极短，五裂，裂片三角形，长约 0.7 毫米，先端急尖；花冠淡绿色或白色，五深裂，裂片卵状披针形，长 2.5~3 毫米，宽约 1 毫米，先端长渐尖，具

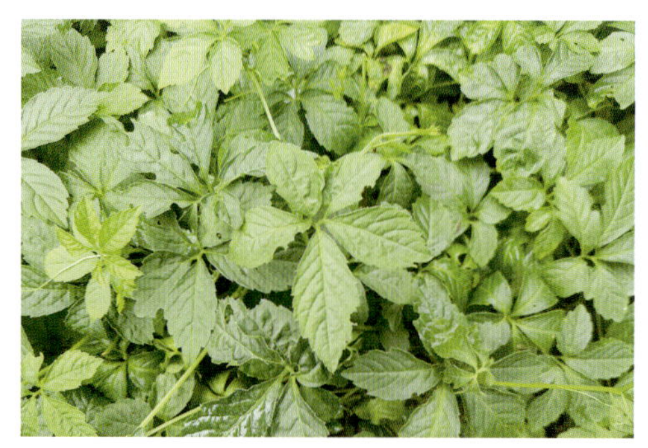
绞股蓝（五叶）原植物

1 脉，边缘具缘毛状小齿；雄蕊 5，花丝短，联合成柱，花药着生于柱之顶端；雌花圆锥花序远较雄花短小，花萼及花冠似雄花；子房球形，2~3 室，花柱 3 枚，短而叉开，柱头二裂；具短小的退化雄蕊 5 枚。果实肉质不裂，呈球形，直径 5~6 毫米，成熟后呈黑色，光滑无毛，内含倒垂种子 2 粒。种子卵状心形，直径约 4 毫米，灰褐色或深褐色，顶端钝，基部心形，压扁，两面具乳突状凸起。花期 3—11 月，果期 4—12 月。

生长习性

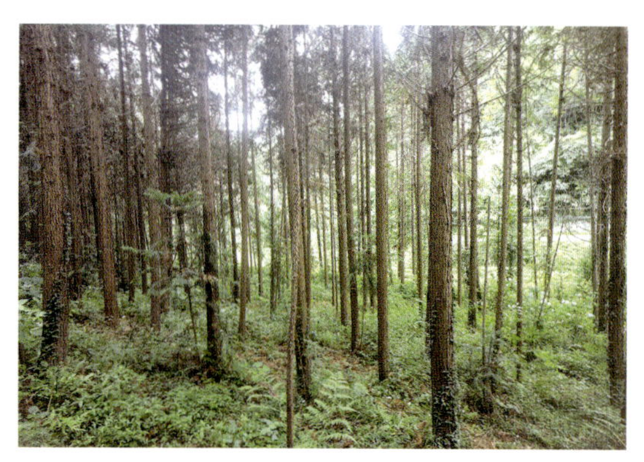
绞股蓝生境（平利县长安镇）

绞股蓝喜阴湿环境，忌烈日直射，耐旱性差，多分布于海拔 300~3200 米的山林地带，常见于落叶林、落叶阔叶与常绿阔叶混交林、针阔混交林、杉木林、毛竹林下。绞股蓝喜生长于山地壤土、砂质壤土或瓦砾处。适宜在富含腐殖质、含水量为 55%~85%、pH 值为 6.5~7.5 的中性微酸性或微碱性土壤中生长。此外，在路旁草丛、农园篱笆边及人造林和次生林中也常有分布。

陕西省安康市平利县独特的区域小生态环境十分适宜绞股蓝生长发育，是我国开发最早、规模最大的绞股蓝人工栽培基地，也是国家绞股蓝标准化示范区。

分布

绞股蓝在我国分布于陕西南部和长江以南地区。

栽培历史

20 世纪 80 年代，陕西平利县率先开始研究利用绞股蓝，主要采取切碎经自然晾晒后作茶饮用。1985 年，绞股蓝原草出口日本后，经德岛文理大学竹本常松、金泽大学小田岛等药学专家检验，该品种绞股蓝的各项理化指标居世界同类产品之首，于是将其命名为“中国平利绞股蓝”。1986 年，平利绞股蓝产业被国家科学技术委员会列入“星火计划”，作为国家重点研发项目给予支持。1988 年，绞股蓝野生驯化和人工栽培取得成功，人工培育出绞股蓝新品种 4 个。20 世纪 80 年代以后，平利县陆续开发了绞股蓝茶、绞股蓝饮料、绞股蓝养生酒等三大类系列产品。2002 年，平利县被国家列为绞股蓝标准化种植示范区，2004 年通过示范区验收，被国家认定为“中国绞股蓝原产地”，并制定颁布平利绞股蓝地方标准和食品安全标准，通过了地理标志保护产品和中国驰名商标的认定。

采收加工

当绞股蓝茎蔓长至 2~3 米时，选择天气晴朗时进行收割。收割时应注意保留原植物地上茎 10~15 厘米，以利于重新萌发。南方 1 年可收割 3 或 4 次，北方 1 年可收割 2 次，最后 1 次可齐地收割。收后将绞股蓝晾晒至干，置阴凉、密闭处贮藏，以保持干品色泽。在对地上茎部分采收后，需要保留地下根茎部分，可用细土厩肥进行覆盖，覆盖厚度一般为 10 厘米左右。

绞股蓝地下根茎采收时间一般在种植后第 3 年的秋天进行。待绞股蓝地下根茎直径为 1 厘米左右时，用锄头挖取，除去杂质，晾晒即可。

药材性状

本品为干燥皱缩的全草。茎纤细，呈灰棕色或暗棕色，表面具纵沟纹，被稀疏茸毛。润湿展开后，叶为复叶，小叶膜质，通常 5~7 枚，少数 9 枚。

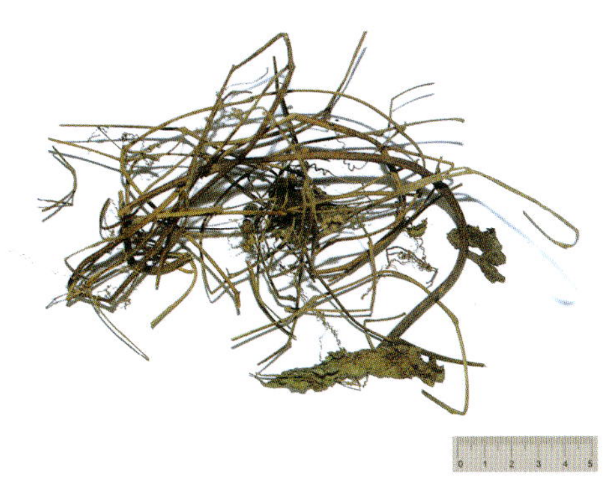

绞股蓝药材

叶柄长 2~4 厘米，被糙毛；侧生小叶卵状长圆形或长圆状披针形，中央 1 枚较大，长 4~12 厘米，宽 1~3.5 厘米；先端渐尖，基部楔形，两面被粗毛，叶缘有锯齿，齿尖具芒。果实圆球形，直径约 5 毫米，果梗长 3~5 毫米。味苦，具草腥气。

炮制

取原药材，除去杂质，洗净，润 2 小时左右，润透即可。将润好的绞股蓝切成 2~4 厘米的段，晾干或烤干、烘干。

性味归经

味苦、微甘，性寒。归脾、肺、肾经。

功能主治

清热，补虚，解毒。用于体虚乏力、虚劳失精、白细胞减少症、高脂血症、病毒性肝炎、慢性胃肠炎、慢性气管炎。

用法用量

煎汤，15~30 克；研末，3~6 克；或泡茶饮。外用适量，捣烂涂擦。

贮藏

置通风干燥处。

注意事项

孕妇、儿童及体寒者不宜服用。

化学成分

绞股蓝含有皂苷类、氨基酸、蛋白质、脂肪、黄酮类、糖类、微量元素、生物碱和维生素等多种成分。其皂苷类成分中绞股蓝皂苷是绞股蓝的主要成分，与人参皂苷有相似的化学骨架及生物活性，该成分含量的高低是评价绞股蓝质量的一个指标。

药理作用

1. 抗肿瘤作用

绞股蓝皂苷的水解产物有较强的抗肿瘤活性。绞股蓝中的黄酮类化合物通过下调 MTA1 mRNA 基因的表达，抑制乳腺肿瘤 MCF-7 细胞株转移与抗乳腺肿瘤。绞股蓝总皂苷具有抑制 U87 细胞生长及减弱癌细胞迁移的能力，其机制可能与抑制白介素 -6 表达有关；绞股蓝达玛烷型皂苷中的达木林 B（damulin B）可阻断细胞周期而诱导细胞凋亡，对肺癌 A549 细胞有较强的活性；绞股蓝次级皂苷 H（gypensapogenin H）能显著抑制人乳腺癌细胞的生长。

2. 降血脂作用

绞股蓝可有效降低总胆固醇（TC）、甘油三酯（TG）、低密度脂蛋白（LDL）含量，升高高密度脂蛋白（HDL）含量，保护血管内壁，阻止脂质沉积于血管壁，从而防止动脉硬化。绞股蓝总皂苷具有显著的降血脂作用，且其降脂作用的潜在靶点可能与法尼醇 X 受体（FXR）介导的胆汁酸代谢通路有关。

3. 降血糖作用

绞股蓝总皂苷可显著改善 2 型糖尿病小鼠糖脂代谢水平，其机制可能与调节肝脏自噬基因 Beclin-1 和 LC3B 的表达有关。绞股蓝对肾上腺、胸腺及内分泌器官有较好的保护作用，可保持其正常的生理功能，防止其功能随着年龄的增长而衰退。绞股蓝可有效降低血糖并使糖代谢得到改善，从而满足糖尿病患者的用药需求。

4. 保护肝脏

绞股蓝皂苷可通过激活 NRF2/NF-κB 信号通路有效减轻小鼠急性酒精性肝损伤。研究发现，一定剂量的川楝子连续给药可导致 ICR 小鼠慢性肝损伤，影响肝细胞内抗氧化系统，而绞股蓝与川楝子配伍，可有效减少脂质过氧化产物，具有抗肝损伤的作用。绞股蓝总苷能抑制肝脏 PCSK9 表达，并增加 LDLR 的表达量，与辛伐他汀联用可降低药物对肝脏的影响，从而保护肝脏。另外，绞股蓝多糖可加强对肝组织的保护作用，有效抑制肝细胞凋亡。

5. 保护心血管

绞股蓝总黄酮可以显著改善缺血再灌注大鼠的氧化应激反应，减少心肌梗死面积，起到保护心肌作用。绞股蓝总苷具有保护血管内皮细胞活性、维持线粒体膜电位水平、提高血管内皮细胞抗氧化活性等药理作用，并通过以上作用机制起到对氧化低密度脂蛋白损伤的血管内皮细胞的保护作用。

6. 抗衰老作用

绞股蓝总苷可通过抑制细胞内活性氧的产生以及 Bax 的表达，激活 Bcl-2、caspase-3 信号通路而逆转紫外线 A 诱导的人皮肤成纤维细胞（HSF 细胞）凋亡，进而延缓 HSF 细胞的光老化现象。绞股蓝籽油可能通过增强机体的总抗氧化能力，有效清除多余的自由基，降低机体细胞损伤程度，间接保护正常细胞，起到抗衰老作用。

7. 免疫调节

绞股蓝可以加强巨噬细胞的吞噬能力，显著提高白细胞数量，加强其吞噬能力，加速白介素的分泌，促进血清免疫蛋白生成，诱发干扰素产生，对免疫系统有双向调节作用。

临床应用

1. 治疗高脂血症

绞股蓝总苷片联合阿昔莫司胶囊治疗以甘油三酯升高为主的混合型高脂

血症疗效确切，可使糖尿病合并高脂血症患者的血糖显著降低。

2. 治疗口腔疾病

复方绞股蓝胶囊与其他中成药联合使用可有效治疗口腔扁平苔藓。绞股蓝煎剂联合维生素 B 能有效调节复发性口腔溃疡患者的免疫功能，改善临床症状，降低复发率。

3. 抗肿瘤

现有研究表明，绞股蓝总苷对胃、直肠、子宫、食管、胆、胰、肾、肺、肝等各种癌肿及肉瘤均有治疗效果。绞股蓝冲剂（每包含绞股蓝总皂苷 400 毫克）不仅能提高恶性肿瘤患者的细胞免疫功能，还能降低免疫球蛋白 G 和免疫球蛋白 M 的含量，诱导 T 淋巴细胞分化为致敏 T 淋巴细胞，直接与相应靶肿瘤细胞接触后起杀伤作用。

4. 治疗失眠

绞股蓝具有镇静、催眠、抗疲劳、增强记忆力的作用，能调节大脑皮质兴奋性和抑制反应的平衡，对中枢神经系统有双向调节作用。

5. 治疗治疗手足癣

绞股蓝具有抗菌、抗炎等作用，能有效抑制真菌生长，缓解瘙痒、水疱等，促进皮肤修复，对手足癣有显著疗效。

参考文献

[1] 朱橚 . 救荒本草校注 [M]. 倪根金，校注 . 北京：中国农业出版社，2008.

[2] 王国强 . 全国中草药汇编 [M]. 北京：人民卫生出版社，2014.

[3] 国家中医药管理局《中华本草》编委会 . 中华本草 [M]. 北京：科学技术出版社，1996.

[4] 云南省曲靖地区中西医结合小组，云南省嵩明县攻克老年慢性气管炎办公室，云南省马龙县革委会卫生组 . 草药七叶胆治疗老年慢性气管炎 537 例临床观察 [J]. 中草药通讯，1972（2）：24.

[5] 李时珍 . 本草纲目 [M]. 柳长华，柳璇，校注 . 北京：中国医药科技出版社，2011.

[6] 吴其浚 . 植物名实图考 [M]. 北京：商务印书馆，1957.

[7] 中国科学院《中国植物志》编辑委员会 . 中国植物志 [M]. 北京：科学出版社，1986.

[8] 佚名 . 平利绞股蓝，人间福音草 [J]. 农产品市场周刊，2017，835（29）：24.

[9] 本刊编辑部 . 东方神草平利绞股蓝 [J]. 标准生活，2012，533（4）：34-39.

[10] 沈子琳，王振波，侯会芳，等 . 绞股蓝的化学成分和药理作用及应用研究新进展 [J]. 人参研究，2020，32（5）：59-64.

[11] 鲁艳柳，杜艺玫，秦琳，等 . 基于胆汁酸代谢网络分析绞股蓝总皂苷降脂作用的机制 [J]. 天然产物研究与开发 .2018，30（7）：1143-1148.

[12] 南瑛，张薇，常晋瑞，等 . 绞股蓝皂苷通过 NRF2/NF-kB 信号通路发挥抗小鼠急性酒精性肝损伤作用 [J]. 中国药理学通报，2019，35（1）：40-45.

[13] 彭心怡，倪锴文，丁阳阳，等 . 绞股蓝水提醇沉液抗川楝子致小鼠慢性肝损伤的实验研究 [J]. 浙江中西医结合杂志，2018，28（10）：818-820，825.

[14] 吴柳松，钱民章 . 绞股蓝总苷对 PCSK9 基因表达及辛伐他汀降血脂作用的影响 [J]. 中国病理生理杂志，2017，33（1）：79-85.

[15] 王洁，何振兴，赵菊花，等 . 绞股蓝总皂苷对光老化人皮肤成纤维细胞凋亡及 caspase-3 信号通路的影响 [J]. 现代生物医学进展，2017，17（19）：3632-3635，3645.

[16] 杜楠，王璐，白鸽，等 . 绞股蓝籽油食品安全毒理学评价及抗衰老研究 [J]. 西北农林科技大学学报（自然科学版），2018，46（5）：131-140，148.

[17] 徐洪 . 绞股蓝复方制剂治疗高脂血症的临床疗效 [J]. 临床合理用药杂志，2015，8（21）：145-146.

[18] 孙宁，李东盼，袁斌，等 . 维生素 B_{12} 联合绞股蓝煎剂对复发性口腔溃疡患者 T 淋巴细胞亚群、溃病面积及疼痛评分影响研究 [J]. 中华保健医学杂志，2018，20（2）：128-131.

[19] 马海芝 . 血脂康和绞股蓝对伴糖尿病前期 NAFLD 的早期干预和中医证候分析 [D]. 广州：广州中医药大学，2017.

[20] 张若青，张继洪，张国伟 . 绞股蓝总苷的药理作用及其临床应用进展 [J]. 临床合理用药杂志，2015，8（11）：174-176.

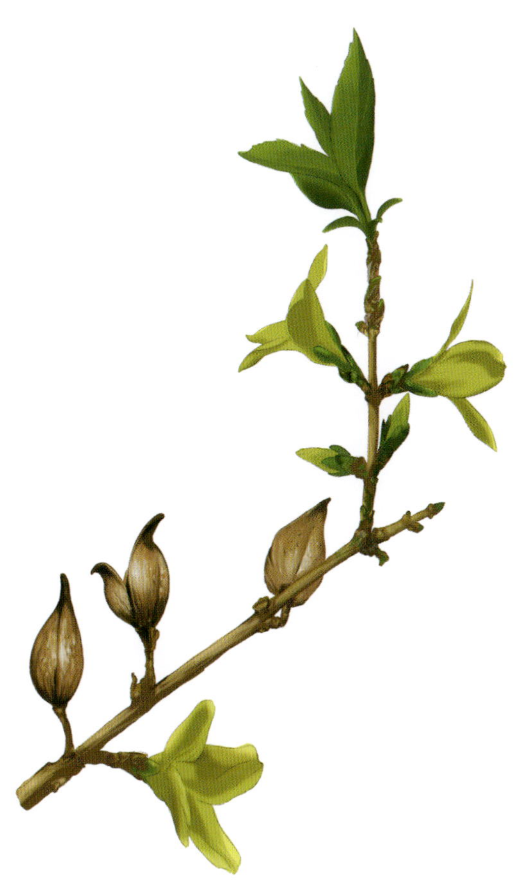

连翘之用有三：泻心经客热，一也；去上焦诸热，二也；为疮家圣药，三也。

——《珍珠囊》

连 翘

FORSYTHIAE FRUCTUS

本草考证

1. 名称考证

“连翘”一名最早见于《尔雅》，其记载：“连，异翘”。《神农本草经》中载：“（连翘）一名异翘，一名兰华，一名折根，一名轵，一名三廉。”“兰华”表明此时连翘花有可能像兰花，“轵”其实指枝，“三廉”提示药材具“三个屋子”或者“三个棱角”，均指果实入药。可见《神农本草经》不仅指出了连翘的别名，还表明连翘是多部位或多品种入药。

东晋郭璞谓连翘“一名连苕，又名连草”，“连苕”是指连翘的根，“连草”则表明连翘既是草本也是全草入药。《新修本草》云：“此物有两种：大翘、小翘。”《本草图经》亦载连翘“有大翘、小翘二种”。

《本草衍义》载连翘“亦不至翘出众草，下湿地亦无，太山山谷间甚多。今止用其子，折之，其间片片相比如翘，应以此得名尔。”《本草蒙筌》中记载连翘“花细瓣深黄，实作房黄黑。因中片片相比，状如翘应故名。”此两段论述及《植物名实图考》所附之图均与现今所用的连翘吻合。

《滇南本草》则以“苦连翘”收载连翘。《药性论》称连翘为“旱连子”，而《本草纲目》却将旱连子记为“旱莲子”，表明连翘像“陆地上（旱）的莲子”，以果实入药。《中药志》称连翘为“空翘、空壳”，意指去籽之后为老翘。

《新华本草纲要》称连翘为落翘，意指落到地面之老翘。此外，连翘在一些地方还被称为黄花杆、黄花条、黄寿丹等，此三者称呼均与连翘三月开黄花有关，黄花杆和黄花条指连翘枝条；黄寿丹的称呼则与连翘有延寿功效相关。

2. 基源及产地考证

《神农本草经》记载了连翘的 5 个别名，表明当时连翘是多部位入药。从别名“三廉”中可以发现连翘应具有三棱，然现今木犀科连翘 *Forsythia suspensa*（Thunb.）Vahl 的子房为二室，完整药材呈两钝棱状，与“三廉”不符。而有些金丝桃属植物，如湖南连翘 *Hypericum ascyron* L. 的子房为三室，果实成熟后，呈三钝棱状，与“三廉”相符。

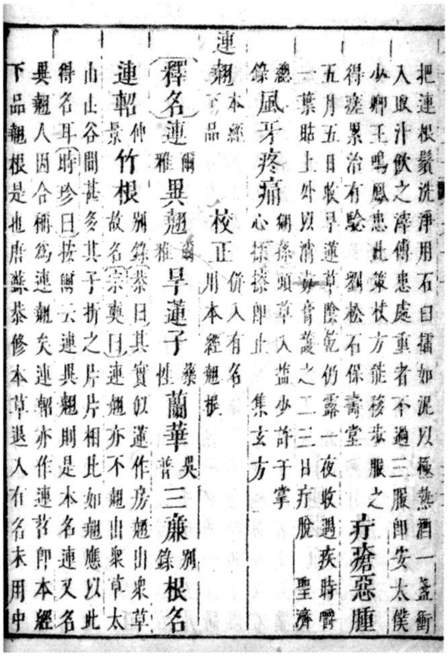
把連根鬚洗淨用石臼擣如泥以極熱酒一盞衝入取汁飲之滓傳患處重者不過三服即安太僕少卿王鳴鳳患此疾狀方能移步服之得瘥累治有驗 劉松石保壽堂
疔瘡惡腫
五月五日收旱蓮草陰乾仍露一夜收遇疾時嚼一葉貼上外以消毒膏護之二三日即脫 聖濟總錄
風牙疼痛 鵝孫頭草入鹽少許于掌心揉擦即止 集玄方
連翹 本經下品
校正 併入有名未用本經翹根
釋名 連 爾雅 異翹 爾雅 旱蓮子 藥性 蘭華 吳普 三廉 別錄 根名連軺 仲景 竹根 別錄
恭曰其實似蓮作房翹出衆草 宗奭曰連翹亦不翹出衆草太山山谷間甚多其子折之片片相比如翹應以此得名耳 時珍曰按爾雅云連異翹則是本名連又名異翹人因合稱爲連翹矣連軺亦作連苕即本經下品翹根是也唐蘇恭修本草退入有名未用中

《本草纲目》中关于连翘的记述

《新修本草》中有关于连翘植物形态的记载，“此物有两种……大翘叶狭长如水苏，花黄可爱，生下湿地，著子似椿实未开者，作房，翘出众草。其小翘生岗原之上，叶、花、实皆似大翘而细，山南人并用之。今京下惟用大翘子，不用茎、花也。”说明在唐代出现了两种连翘，其中大翘果实像“椿实”且“未开”，“椿实”应该是“香椿”之类的果实，而且“翘出众草”；其叶子“狭长如水苏”，而“水苏”为唇形科草本植物水苏 *Stachys japonica* Miq.，其花呈黄色。以上植物特征与藤黄科植物湖南连翘相似，且生长环境都是在湿地一带。小翘特征与大翘相似，但叶、花、实较大翘更细，并长在“岗原之上”，推测可能为湖南连翘的同属植物，例如，贯叶连翘 *Hypericum perforatum* L. 和元宝草 *Hypericum sampsonii* Hance 的叶、花、果实确实较湖南连翘小，且生在山坡、石砾之间。《日华子本草》记载：“所在有，独茎，稍开三四黄花，结子，内有房瓣子。五月、六月采。”此处“独茎”“三四黄花”特征与之前湖南连翘较相似，《中国植物志》载湖南连翘为多年生草本植物，高 0.5~1.3 米，茎直立。但湖南连翘花期为公历 7—8 月，

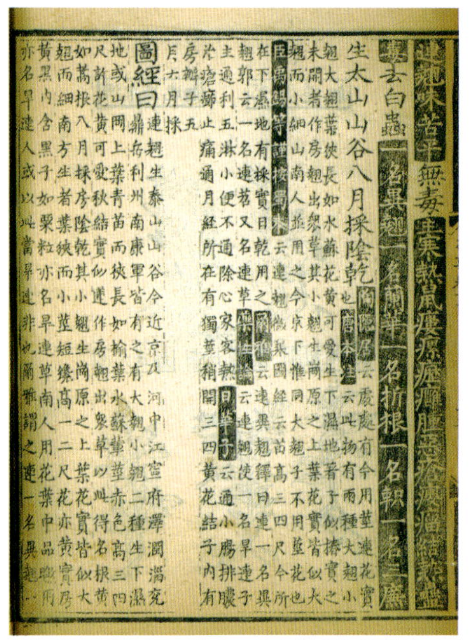
連翹味苦平無毒主寒熱鼠瘻瘰癧癰腫惡瘡癭瘤結熱蠱
毒去白蟲一名異翹一名蘭華一名折根一名軹一名三廉
生太山山谷八月採陰乾 陶隱居云處處有，今用莖連花實也 唐本注云此物有兩種大翹小
翹大翹葉狹長如水蘇花黄可愛生下濕地著子似椿實之
未開者作房翹出衆草其小翹生崗原之上葉花實皆似大
翹而小細山南人並用之今京下惟用大翹子不用莖花也
臣禹錫等謹按蜀本云連翹微枝圖經云苗高三四尺今所
在下濕地有採實日乾用之 爾雅云連異翹釋曰連一名異
翹郭云一名連苕又名連草 藥性論云連翹使一名旱連子
主通利五淋小便不通除心家客熱 日華子云通小腸排
膿治瘡癤止痛通月經所在有獨莖稍開三四黄花結子內有
房瓣子五月六月採
圖經曰連翹生泰山山谷今近京及河中江寧府澤潤滁兗
鼎岳利州南康軍皆有之有大翹小翹二種生下濕
地或山岡上葉青黄而狹長如榆葉水蘇輩莖赤色高三四
尺許花黄可愛秋結實似蓮作房翹出衆草以此得名根黄
如蒿根八月採房陰乾其小翹生岡原之上葉花實皆似大
翹而細南方生者葉狹而小莖短纔高一二尺花亦黄實房
黄黑內含黑子如粟粒亦名旱連草南人用花葉中品鱧腸
亦名旱連人或以此當旱連非也爾雅謂之連一名異翹一

《重修政和经史证类备用本草》中关于连翘的记述

果期为 8—9 月，与《日华子本草》中的“五月、六月采”不太吻合，推测“五月、六月采”的不一定是果实，可能更多的是花。湖南连翘同属植物元宝草的花期（5—6 月）和果期（7—8 月）却与“五月、六月采”相对应，所以此处连翘亦有可能是元宝草。

《本草图经》中描述大翘特征为“生下湿地或山岗上；叶青黄而狭长，如榆叶、水苏辈；茎赤色，高三、四尺许；花黄可爱；秋结实似莲作房，翘出众草，以此得名；根黄如蒿根。”结合《新修本草》的相关记述，可以总结出大翘的植物特征为：叶狭长；茎红色，不高，较周围一般的草本植物高；花呈黄色；果实似莲子而成“房”状结构；根如“蒿”而色黄。这些特征与湖南连翘较为接近，二者生境亦相似。此外，“秋结实似莲作房”说明大翘果期是秋季，与湖南连翘也一致。《本草图经》中关于小翘特征则为“其生山岗原之上；叶、花、实皆似大翘而细。南方生者，叶狭而小，茎短，才高一二尺，花亦黄，实房黄黑，内含黑子如粟粒，亦名旱连草。南人用花、叶。中品鳢肠亦名旱莲，人或以此当旱连，非也。”据此描述不难看出，小翘特征与大翘相似，茎高约“一二尺”，叶细小，花黄色，果实黄黑色，种子黑色，状如粟粒。这些特征与湖南连翘、贯叶连翘、元宝草均有相似之处。目前，贯叶连翘和元宝草在一些地方仍被当作连翘习用品使用。尽管《本草图经》中说小翘亦名“旱连草”，但苏颂却指出了此处“旱连草”并不是鳢肠，而鳢肠是菊科植物鳢肠 *Eclipta prostrata*（L.）L. 的全草，为一年生草本植物，茎直立，高可达 60 厘米，叶片长圆状披针形或披针形，无柄或有极短的柄，两面被密硬糙毛，头状花序，有细花序梗，这些特征与小翘存在相似之处。

此外，《本草图经》中还附有 5 幅连翘图，其中“鼎州连翘”的特征与湖南连翘相似，而“泽州连翘”“河中府连翘”和“兖州连翘”的特征却与湖南连翘不一致，属于“新兴品种”。特别是从“泽州连翘”的图中可以清晰地看出连翘为落叶灌木，枝开展或下垂；叶对生，单叶或三小叶，卵形或卵状椭圆形，叶缘除基部外具锐锯齿或粗锯齿；果实顶端较尖，开裂呈鸟嘴状，与现今木犀科连翘特征相一致。泽州在山西境内，而山西至今仍是木犀科连翘的主产区。“河中府连翘”与“兖州连翘”植物叶有单叶，也有三小叶，与《高等植物图鉴》中记载的木犀科连翘叶对生、一部分为三出复叶相一致，据此推测，此二者可能是木犀科连翘，或其近缘植物。同时《本草图经》中最后还提出“今南中医家说云：连翘盖有两种，一种似椿实之未开者，壳小坚而外完，无跗萼，剖之则中解，气甚芬馥，其实才干，振之皆落，不著茎也；一种乃如菡萏，壳柔，外有跗萼抱之，无解脉，亦无香气，干之虽久，著茎不脱，此甚相异也，今入菡萏者，江南下泽间极多。如椿实者，乃自蜀中来，用之亦胜江南者。据本草言，则蜀中来着为胜，然未见其茎叶如何。”前者完全符合木犀科连翘的特征，果实也似椿实，且壳小而坚硬，无宿存花萼，剖开后气甚香，果实干后即脱落。后者则是小翘的特征，其生境是江南雨水充沛之地，显然是指湖南连翘或同属植物。同时前者（如椿实者）“自蜀中来，入用胜似江南者”也照应了现今四川一带是木犀科连翘的产地之一。

结合历代本草著作中对连翘的描述及众多中医药学者的考证，如李石飞等认为，自汉魏到唐末，均是以藤黄科植物湖南连翘及其同属近缘植物贯叶连翘和赶山鞭 *Hypericum attenuatum* Fisch. ex Choisy 的全草作为最早药用连翘的正品。自宋始，木犀科连翘作为“新兴品种”开始药用，自此以后，木犀科连翘逐步成为了全国药用连翘的主流品种，并最终成为国家法定的正品。

《本草图经》中描述：“连翘，生泰山山谷，今近京及河中、江宁府、泽、润、淄、兖、鼎、岳、利州、南唐军皆有之”，其中“近京”指的是现在的河南开封，“河中”指的是现在的山西西南部龙门山以南，稷山、运城、芮城以西及陕西大荔东南部一带，“泽”指的是山西晋城一带，“淄”是指现在的山东淄博、“兖”则是指现在的山东兖州，这与现今连翘主产区山西、河南、河北、陕西、山东等地基本一致。

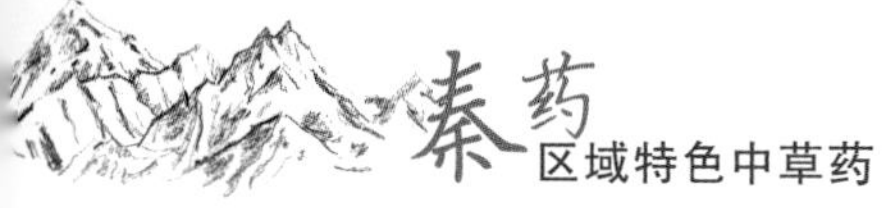

3. 药用历史沿革

连翘作为药用始载于《神农本草经》，至今已有两千多年的历史。《神农本草经》中将其列为下品，认为连翘“味苦，平。主寒热，鼠瘘，瘰疬，痈肿，恶疮，瘿瘤，结热，蛊毒。”《本草经集注》中描述连翘“处处有，今用茎连花实也。”说明此时连翘为一种常见药材，药用部位为地上全草。但《伤寒论·辨阳明病脉证并治》中云：“伤寒瘀热在里，身必发黄，麻黄连轺赤小豆汤主之。”此处入药的“连轺”为连翘的根。到了唐代，连翘的入药部位多为地上部分，而在陕西一带有单用果实的，如《新修本草》中记述：“此物有两种，大翘、小翘……今京下惟用大翘子，不用茎、花也。”《日华子本草》云：“所在者，独茎，稍开三四黄花，结子，内有房瓣子，五月、六月采。”也是用果实。

连翘苦寒，虽泻六经，但以心经为最，诸疮淋闭等证，俱属心火，故能疗之。《药性论》曰：“除六经热，与柴胡同功，然此治血热，柴胡治气热之别耳。”《珍珠囊》载：“连翘之用有三：泻心经客热，一也；去上焦诸热，二也；为疮家圣药，三也。”《药性本草》言其“除心家客热”。《本草备要》谓连翘“形似心，苦入心”。《本草求真》记载：“连翘，味苦微寒，质轻而浮，书虽载泻六经郁火，然其轻清气浮，实为泻心要剂。心为火主，心清则诸脏之火皆清矣。……且经有言，诸痛疮疡皆属心火，连翘实为疮家圣药也。”《雷公炮制药性解》载：“连翘，味苦，性微寒，无毒，入心、肝、胆、胃、三焦、大肠六经。泻六经之血热，散诸肿之疮疡，利小肠，杀白虫，通月经，疗五淋，破瘿瘤，解痘毒。”《本草经解》曰连翘“气平，味苦，无毒。主寒热，鼠瘘瘰疬，痈肿恶疮，瘿瘤结热，蛊毒。”《医学衷中参西录》记载：“（连翘）具升浮宣散之力，流通气血，治十二经血凝气聚，为疮家要药。能透表解肌，清热逐风，又为治风热要药。且性能托毒外出，又为发表疹瘾要药。为其性凉而升浮，故又善治头目之疾，凡头疼、目疼、齿疼、鼻渊，或流浊涕成脑漏证，皆能主之。为其味淡能利小便，故又善治淋证，溺管生炎。”黄元御在《长沙药解》中述连翘“味苦，性凉，入足太阴脾、足太阳膀胱经。清丁火而退热，利壬水而泻湿。”现代药理学研究表明，连翘具有抗炎、抗菌、利尿、保肝、抗癌、镇吐等作用，与历代本草所描述的主要功效基本一致。

植物形态

连翘为落叶灌木，高 2~3 米。茎丛生，枝开展或下垂，呈棕色、棕褐色或淡黄褐色，小枝土黄色或灰褐色，略呈四棱形，疏生皮孔，节间中空，节部具实心髓。叶通常为单叶，或三裂至三出复叶，叶片卵形、宽卵形或椭圆状卵形至椭圆形，长 2~10 厘米，宽 1.5~5 厘米，先端锐尖，基部圆形、宽楔形至楔形，叶缘除基部外具锐锯齿或粗锯齿，上面深绿色，下面淡黄绿色，两面无毛；叶柄长 0.8~1.5 厘米，无毛。花通常单生，或 2 至数朵着生于叶腋，先于叶开放；花梗长 5~6 毫米；花萼绿色，裂片长圆形或长圆状椭圆形，长（5~）6~7 毫米，先端钝或锐尖，边缘具睫毛，与花冠管近等长；花冠黄色，裂片倒卵状长圆形或长圆形，长 1.2~2 厘米，宽 6~10 毫米；在雌蕊长 5~7 毫米的花中，雄蕊长 3~5 毫米，在雄蕊长 6~7 毫米的花中，雌蕊长约 3 毫米。果卵球形、卵状椭圆形或长椭圆形，长 1.2~2.5 厘米，宽 0.6~1.2 厘米，先端喙状渐尖，表面疏生皮孔；果梗长 0.7~1.5 厘米。种子多数，有翅。花期 3—4 月，果期 7 月。

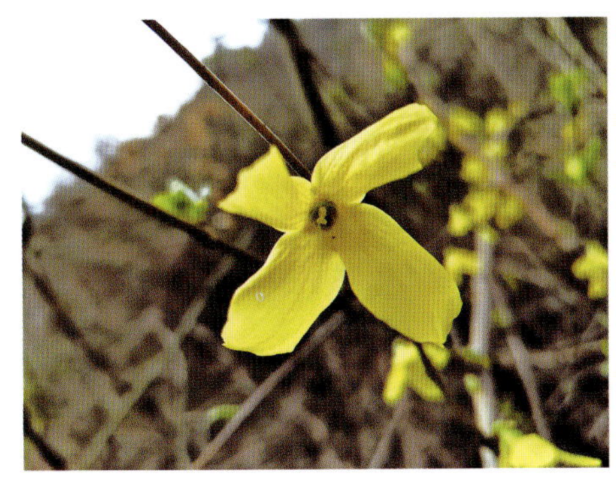

连翘花

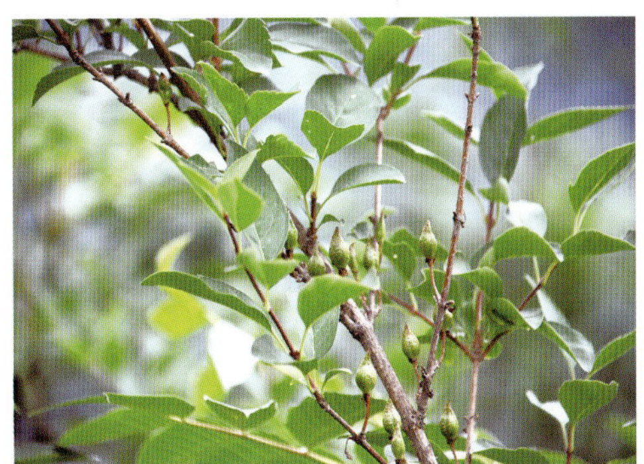

连翘原植物（果期）

生长习性

连翘喜温暖、潮湿、阳光充足地，适应性强，既耐寒，又耐干旱、贫瘠，但怕水涝，多野生于山野阳坡；对土壤、气候要求不严格，在腐殖土及砂砾土中均可生长。

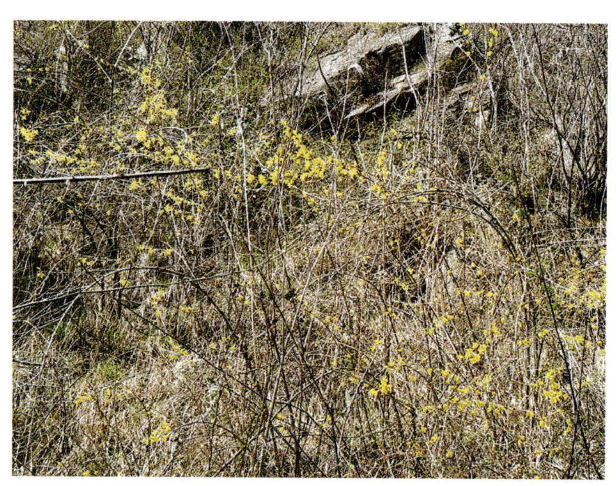

连翘生境

分布

我国野生连翘资源丰富，主要分布于太行山西麓、五台山、中条山、太岳山、吕梁山南部、伏牛山、桐柏山和秦岭山脉的中东部等，主要涉及的省份有山西、河南、河北、陕西、辽宁、山东、甘肃等。陕西主要分布于铜川、商洛、华阴和黄龙、黄陵、宜川等市县。

现今，连翘的主要产地有山西的晋城、陵川、阳城、垣曲、安泽、武乡、沁县；河南的灵宝、汝阳、沁阳、辉县、嵩县；陕西的宜川、宜君、黄龙、黄陵、商州、洛南、山阳、丹凤；山东的淄博、莱芜等地。其中以山西、河南产量最大。

栽培历史

在唐宋以前，我国就已开始栽培连翘，时至今日，我国连翘的药材来源仍靠其野生资源维持市场需求。但随着市场需求量的增加，越来越多的人意识到单靠野生资源是无法满足需求的。此外，连翘作为我国 40 种大宗药材之一，用途广泛，除做药用外，还可用于园林绿化、花卉观赏和环境美化。2003 年，在非典型肺炎流行期间，连翘的供不应求更激发了药农的栽培积极性，这些

 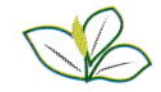

都促进了连翘的栽培。截至目前，山西、陕西、河南等省已种植连翘数万公顷。

据资料报道，我国除华南地区外，全国大部分地区均有连翘的引种栽培。四川、重庆从 20 世纪 50 年代就开始人工栽培连翘。四川射洪市自 1958 年从河南引种种植连翘以来，已形成了一定的种植规模，不仅为当地药农带来经济收益，而且美化了山岭。近年来，人工栽培连翘在河北发展势头迅猛，井陉、平山、涉县等地已形成一定产业规模。

采收加工

每年 8 月中旬至 9 月上旬是采收连翘未成熟的青绿果实时间。采收后，除去杂质，用沸水煮片刻或蒸熟，晒干，习称“青翘”。10 月上旬，果实成熟发黄而裂开后采收，除去杂质，晒干，习称“老翘”或“黄翘”。

药材性状

本品呈长卵形至卵形，稍扁，长 1.5~2.5 厘米，直径 0.5~1.3 厘米。表面有不规则的纵皱纹和多数突起的小斑点，两面各有 1 条明显的纵沟。顶端锐尖，基部有小果梗或已脱落。青翘多不开裂，表面绿褐色，突起的灰白色小斑点较少，质硬；种子多数，黄绿色，细长，一侧有翅。老翘自顶端开裂或裂成两瓣，表面黄棕色或红棕色，内表面多为浅黄棕色，平滑，具一纵隔，质脆；种子棕色，多已脱落。气微香，味苦。

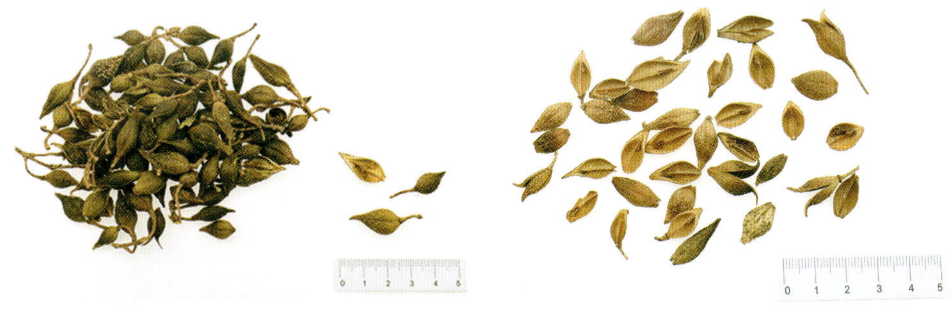

连翘药材（青翘）　　连翘药材（老翘）

性味归经

味苦，性微寒。归肺、心、小肠经。

功能主治

清热解毒，消肿散结，疏散风热。用于痈疽，瘰疬，乳痈，丹毒，风热感冒，温病初起，温热入营，高热烦渴，神昏发斑，热淋涩痛。

用法与用量

煎服，6~15 克。

贮藏

置干燥处。

化学成分

连翘主要化学成分有苯乙醇苷类、木脂素类、萜类及挥发油、黄酮类、酚酸类及其衍生物等。

1. 苯乙醇苷类

苯乙醇苷类是连翘的主要活性成分之一。目前已分离鉴定出的苯乙醇苷类成分有连翘酯苷 A~K、左旋羟基连翘酯苷 A~B、木通苯乙醇苷 A~B、车前草苷 A~B、毛柳苷、异连翘苷和连翘新苷 A~C 等。

2. 木脂素类

木脂素是连翘的另一类主要活性成分，从连翘属植物中已分离得到 65 种木脂素类化合物，含量较高的成分有连翘脂素、连翘苷、松脂素、连翘酯苷 A~D、8- 羟基松脂素、（+）- 松脂素 -4-O-β-D- 葡萄糖苷和（+）- 表松脂素 -4-O-β-D- 葡萄糖苷等。

3. 萜类及挥发油

连翘挥发油成分主要存在于果实中，其中萜类挥发油成分包括 α－蒎烯、β－蒎烯、柠檬烯、α－松油醇，挥发油成分有苯甲醇、苯乙醇等，还有齐墩果酸、熊果酸等萜类成分。

4. 黄酮类

连翘中的黄酮类化合物主要有槲皮素、异槲皮素、紫云英苷、芦丁、木犀草苷、金丝桃苷、鼠李素、异鼠李素、橙皮苷等。

5. 酚酸类及其衍生物

连翘中的酚酸类及其衍生物主要有原儿茶醛、香草酸、没食子酸、对羟基苯甲酸、阿魏酸、丁香酸、对羟基苯甲醇、对甲氧基苯乙醛、对羟基苯乙酸等。

6. 其他成分

连翘中还包括一些其他成分，比如连翘醇、异连翘醇、连翘酸、连翘环己醇苷 A 等 C6－C2 天然醇及其苷类成分，连翘种苷 A、（－）－荷包牡丹碱等生物碱类物质，胡萝卜苷、β－谷甾醇、18－[illegible]甲基 5α、奥科提罗酮等甾醇类物质，以及铜、铁、锌、锰等微量元素。

药理作用

1. 抗菌、抗病毒作用

连翘果实、茎、叶水浸剂或乙醇提取物中主要含有连翘苷、连翘酯苷和连翘酚等成分，对大肠埃希菌、金黄色葡萄球菌等多种革兰阳性菌、革兰氏阴性菌和结核分枝杆菌都有抑制作用。陈瑾等人采用 K－B 纸片扩散法考察和比较连翘水煎液的抗菌活性，结果表明连翘水煎液对大肠埃希菌、枯草杆菌、肺炎链球菌、金黄色葡萄球菌、白念珠菌等试验菌均表现出不同程度的抑制作用。

连翘用于治疗由甲型流感病毒、乙型流感病毒、人巨细胞病毒、呼吸道合胞病毒、单纯疱疹病毒等引起的感染均有较好效果。陈杨等人先通过水提、醇沉、大孔吸附树脂柱层析法分离得到连翘抗病毒有效部位 LC－4，然后采用细胞病变（CPE）观察法和中性红试验法测定 LC-4 对呼吸道合胞病毒（RSV）的抑制作用，结果表明，LC-4 对 RSV 有明显的预防作用，并且无论是在病毒复制的早期还是中晚期，LC-4 对于进入细胞的病毒都有一定抑制作用。

2. 抗炎、解热作用

抗炎作用是连翘发挥消肿散结功效的主要药理作用之一。有学者利用外周巨噬细胞 RAW264.7 细胞株来研究连翘对内毒素诱导的炎症反应的影响及其可能的分子机制，最终发现连翘可能通过抑制 RAW264.7 细胞中的 JAK-STATs 和 p38MAPKs 信号通路，从而减少内毒素诱导的促炎因子的释放。王婷婷等选择连翘酯苷 A 含量不同的 4 批连翘和 1 批连翘叶，建立二甲苯诱导小鼠耳肿胀和棉球所致大鼠肉芽肿增生实验两个模型，分别评价连翘的抗炎作用，结果表明，连翘叶对小鼠耳肿胀抑制效果一般，但对棉球肉芽肿的抑制效果最好，说明连翘叶对慢性炎症治疗效果很好，并且抗炎活性与连翘酯苷 A、连翘苷含量无关。

连翘煎剂或复方连翘注射剂对枯草杆菌或伤寒沙门菌苗所致的兔发热，可在 1 小时以内使其体温恢复至正常或正常以下。需注意的是，该煎剂也能降低正常兔的体温。

3. 抗肿瘤作用

有学者用小鼠同种异体移植瘤模型测定连翘水提物的体内抗肿瘤活性，结果表明，连翘水提物能明显抑制黑色素瘤的细胞增殖，以及 C57BL/6 小鼠黑色素瘤的生长。连翘水提物的抗肿瘤活性可能是通过激活 MAPK 介导的 NRF2/HO-1 通路，降低氧化应激和炎症反应，从而抑制肿瘤细胞的增殖和血管生成。

张明远等通过实验研究发现，连翘血清中 TNF-α 可以直接或间接杀伤肿瘤细胞，使 TNF-α 水平升高，并且诱导 T 细胞及其他杀伤细胞杀伤或抑制肿瘤细胞。因此，促进免疫细胞增殖和生长是连翘发挥抗肿瘤作用的关键。

4. 保肝作用

连翘水煎剂（有效成分为齐墩果酸和熊果酸）可明显保护四氯化碳所致的急性肝损伤，减轻大鼠肝脏变性和坏死，并使肝细胞内蓄积的肝糖原及核糖核酸大部分恢复或接近正常水平，使血清谷丙转氨酶水平明显降低。有学者研究发现，连翘提取物可以减轻内毒素诱导的肝组织NRF2的消耗和NRF2核转位的抑制，减轻血清、肝脏中活性氧和丙二醛的产生，增加NRF2介导的肝脏HO-1的诱导、血清和肝脏中超氧化物歧化酶和谷胱甘肽过氧化物酶的活性。结果表明，连翘提取物可能通过调节NRF2介导的抗氧化反应，减轻氧化应激，抑制NF-κB介导的炎症反应，从而减轻氧化应激和抑制NF-κB介导的炎性肝损伤，起到保护肝脏的作用。

5. 抗氧化作用

酚酸类成分是连翘发挥抗氧化作用的主要活性物质。有学者发现连翘酯苷可抑制过氧化氢诱导的线粒体依赖性凋亡。此外，在连翘酯苷处理的细胞中检测到NRF2的核水平升高和抗氧化酶上调，提示连翘苷的抗氧化作用可能与NRF2途径的激活有关，并且连翘酯苷还能有效阻止脂多糖诱导的细胞死亡和活性氧的产生。因此，连翘酯苷能抑制过氧化氢诱导的氧化应激，激活细胞凋亡，从而起到抗氧化的作用。

程启斌等采用DPPH清除法来考察连翘的抗氧化活性，结果表明，连翘的不同部位对DPPH均具有一定清除作用，表现出抗氧化活性。其中，连翘花及叶子的抗氧化能力均高于连翘果实，表明连翘中总酚类化合物有一定的自由基清除作用。

6. 调节免疫

于晓东等人研究了连翘苷对环磷酰胺处理小鼠免疫功能的影响。通过腹腔注射环磷酰胺建立小鼠的免疫抑制模型，同时设立模型组和对照组，用不同剂量连翘苷和等体积生理盐水分别灌胃，分析不同剂量的连翘苷对免疫抑制小鼠胸腺和脾的脏器系数、腹腔巨噬细胞吞噬能力、外周血IL-2、IL-4和外周血淋巴细胞环磷腺苷含量等指标的影响。结果表明，连翘苷能够抵抗环磷酰胺的免疫抑制作用，具有一定的免疫调节功能。

7. 其他作用

研究发现，连翘酯苷A能够防护顺铂导致的耳郭损伤。此外，连翘还具有一定的抗过敏、抗衰老、降血压、抗应激、改善牙周症状、避免心脏损伤、强心、利尿等作用。

临床应用

1. 传统应用

（1）用于风热感冒，温病初起。连翘常与金银花、薄荷、牛蒡子等配伍，治疗风热外感或温病初起所致的头痛发热、口渴咽痛，如《温病条辨》中的银翘散。连翘心与麦冬、莲子心等配伍，可用于治疗温热病热入心包所致的高热神昏，如《温病条辨》中的清宫汤；连翘与水牛角、生地黄、金银花等配伍，可治疗热入营血之舌绛神昏、烦热斑疹，如《温病条辨》中的清营汤。

（2）用于痈肿疮毒，瘰疬痰核。连翘有“疮家圣药”之称，用于治疗痈肿疮毒，乳痈，肺痈，常与金银花、蒲公英、野菊花等解毒消肿之品同用；若疮痈红肿未溃，常与穿山甲（现改为猪蹄甲）、皂角刺配伍，如《外科真诠》中的加减消毒饮；若疮疡脓出、红肿溃烂，常与牡丹皮、天花粉同用，如《疡医大全》中的连翘解毒汤；若治疗痰火郁结、瘰疬痰核，常与夏枯草、浙贝母、玄参、牡蛎等同用，可清肝散结，化痰消肿，如《医学心悟》中的消瘰丸。

（3）用于热淋涩痛。连翘苦寒通降，兼有清心利尿之功，多与车前子、白茅根、竹叶、木通等配伍，治疗湿热壅滞所致的小便不利或淋沥涩痛，如《杂病源流犀烛》中的如圣散。

2. 现代应用

（1）治疗妇科疾病。连翘可清热解毒，消肿散结，用于治疗盆腔炎、卵巢囊肿、小儿吐乳、呕吐及乳腺疾病等。取连翘 9g，皂角刺 9g，三棱 9g，莪术 9g，鸡内金 9g，苏木 9g，赤芍 9g，茯苓 9g，牡丹皮 9g，桃仁 9g，丹参 15g，水煎服，治疗卵巢囊肿效果较好。

（2）治疗肾脏疾病。研究表明，麻黄连翘赤小豆汤（麻黄、生姜、杏仁、大枣各 10g，连翘、赤小豆、防己、茯苓、桑白皮、白茅根、炒白术各 20g，甘草 5g）可用于治疗急性肾小球肾炎、慢性肾炎、IgA 肾病等。梁起鸣等人用麻黄连翘赤小豆汤治疗急性肾小球肾炎，与单纯使用西药治疗组进行对照。取麻黄连翘赤小豆汤水煎液 450 毫升，每天 1 剂，分 3 次温服，结果表明该方药可提高急性肾小球肾炎的总治愈率及有效率，在减轻水肿、降低尿红细胞和尿蛋白方面较对照组疗更具优势。

（3）治疗皮肤病。临床上用荆芥连翘汤（荆芥、连翘、防风、当归、川芎、白芍、柴胡、枳壳、黄芪、栀子、白芷、桔梗、甘草、薄荷、地黄、黄连和黄柏）治疗寻常性痤疮、荨麻疹、毛囊炎等皮肤病，疗效显著。

（4）治疗细菌感染性疾病。穆廷杰等人研究发现，连翘对肺炎克雷伯菌有一定的抗菌活性，并指出用连翘等中草药可防止细菌过快产生耐药性，减少过度使用抗生素对人体造成的不良反应。

参考文献

[1] 汤韵秋，李芸霞 . 中药连翘的本草考证 [J]. 中药与临床，2022，13（2）：70-73.

[2] 肖培根 . 新编中药志 [M]. 北京：化学工业出版社，2002.

[3] 李石飞，张立伟，詹志来 . 经典名方中连翘的本草考证 [J]. 中国实验方剂学杂志，2022，28（10）：111-122.

[4] 王自胜 . 药用连翘的栽培管理 [J]. 安徽林业，2008（6）：41.

[5] 刘雪晴 . 连翘药材商品规格等级标准研究 [D]. 郑州：河南大学，2019.

[6] 国家药典委员会 . 中华人民共和国药典：第一部 [S]. 北京：中国医药科技出版社，2020.

[7] 魏丽芳 . 连翘药材的品质评价研究 [D]. 南京：南京中医药大学，2021.

[8] 赵佩媛，韩立柱，汪芸兰，等 . 连翘的研究进展及质量标志物的预测分析 [J]. 中华中医药学刊，2022，40（4）：19-27.

[9] 高威风 . 连翘饮片炮制生产工艺与等级标准的研究 [D]. 郑州：河南大学，2019.

[10] 张永祥，王荣杰 . 麻黄连翘赤小豆汤在治疗动物皮肤病中的应用 [J]. 现代农村科技，2021（10）：47.

[11] 张玉，王东梅 . 连翘在妇科临床中的应用 [J]. 山东中医杂志，2016，35（2）：165.

[12] 梁起鸣，唐国娟，张法荣 . 麻黄连翘赤小豆汤治疗肾脏疾病的现代临床应用 [J]. 世界最新医学信息文摘，2017，17（A1）：22-23.

[13] 刘明翰 . 荆芥连翘汤的适用人群研究 [D]. 南京：南京中医药大学，2018.

[14] 穆廷杰，杨芬兰，金海红，等 . 连翘等中草药对肺炎克雷伯菌抑菌作用的实验研究及临床应用 [J]. 西部中医药，2015，28（9）：19-21.

本草求原

知其性而用之，则用之有本，神变无方。

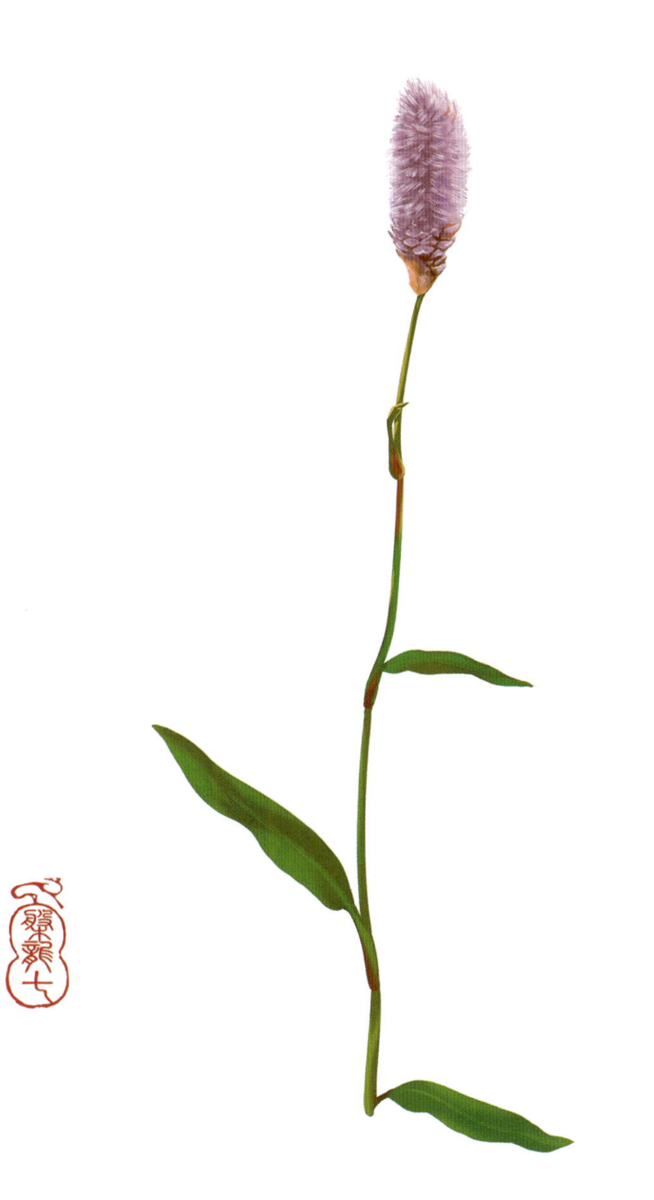

石风丹生大理府。似石韦有茎，稍开青花，作穗如狗尾草，俚医用之。

——《植物名实图考》

盘龙七

POLYGONI MILLETII RHIZOMA

本草考证

1. 名称考证

盘龙七以别名太白蓼（原植物）始载于《商洛战备中草药》；《陕西省药材标准》（2015 年版）收载盘龙七为蓼科植物大海蓼 *Polygonum milletii* Levl. 的干燥根茎，为临床常用中药。

2. 基源及产地考证

太白蓼原植物由我国近代著名植物学家孔宪武首次发现并命名，将其归属于蓼属（*Polygonum*）植物太白蓼（*Polygonum taipaishanens* Kung.）。后因其模式标本叶形及花、果的特征与《中国植物志》中所收载的大海蓼 *Polygonum milletii* Levl. 一致，因此予以归并。本品在古代本草文献中未见记载，仅作为蝎子七始见于《植物名实图考》中石草类，名为“石风丹”，书中描述如下：“石风丹生大理府。似石韦有茎，稍开青花，作穗如狗尾草……盖亦草血竭一类”，其

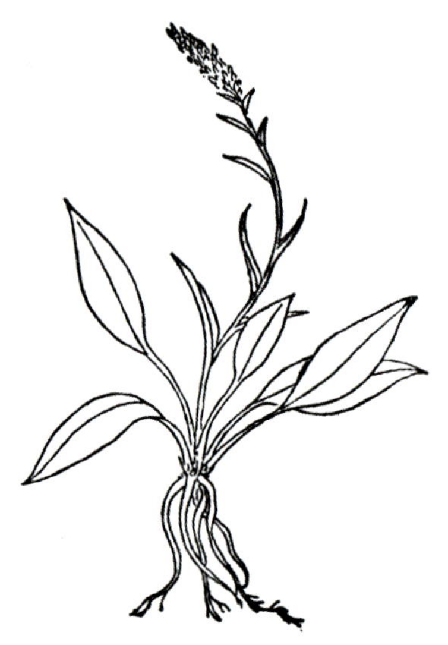

《植物名实图考》中所绘的石风丹

描述与太白蓼较为相似。《中国植物志》记载大海蓼产于云南、四川及陕西西南部；《中华本草》则将太白蓼、珠牙蓼、圆穗蓼一起作为蝎子七品种之一收录，并注明为陕西独有。《陕西中草药》以红粉一名将其收载于蝎子七项下，称产于眉县和佛坪；《陕西省药材标准》（2015 年版）规定为蓼科植物大海蓼的干燥块茎是其临床常用中药。

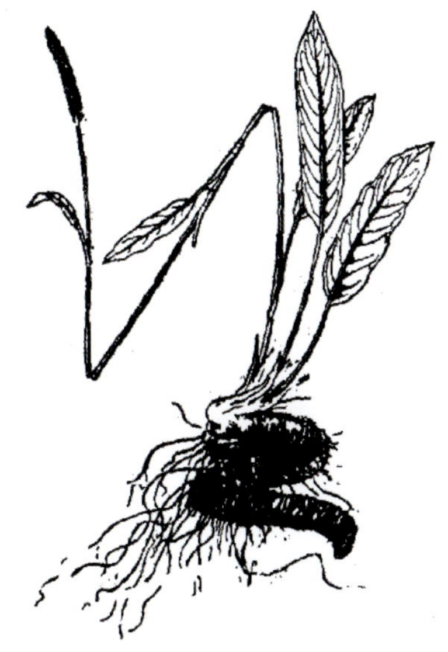

《商洛战备中草药》中盘龙七的植物形态

3. 药用历史沿革

《商洛战备中草药》中记载盘龙七主治吐血，尿血，月经过多，产后流血不止；外用治疗外伤出血，跌打损伤。《陕西中草药》中记载盘龙七主治痢疾，腹泻，肠风下血，崩漏，白带，吐血，外伤出血。《陕西省药材标准》（2015 年版）记载盘龙七用于腹泻，肠风下血，吐血，崩漏，带下。

植物形态

盘龙七为多年生草本。根状茎粗壮，弯曲，黑褐色，直径 1.5~2 厘米。茎直立，高 30~50 厘米，不分枝，无毛，通常 2~3，自根状茎发出。基生叶披针形或长披针形，近革质，长 10~20 厘米，宽 1.5~3 厘米，顶端渐尖，基部楔形，沿叶柄下延成狭翅，边缘全缘，脉端增厚，外卷，上面绿色，无毛，下面淡绿色，无毛或被短柔毛，中脉粗壮；叶柄长达 12 厘米；茎生叶 3~4，披针形，较小，具短柄或近无毛；托叶鞘筒状，膜质，

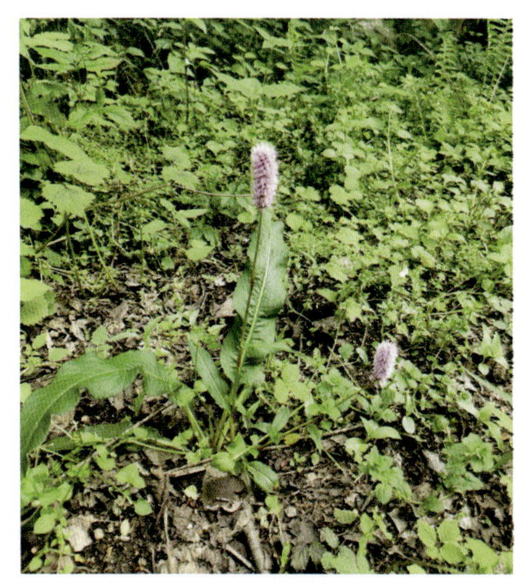

盘龙七原植物

下部绿色，上部褐色，顶端偏斜，开裂至中部，无缘毛。总状花序呈穗状，顶生，长 2~4 厘米，直径 1~1.5 厘米；苞片卵状披针形，膜质，褐色，顶端渐尖，长 3~4 毫米；花梗细弱，长 4~6 毫米，比花被长；花被紫红色，五深裂，花被片椭圆形，顶端钝，长 4~5 毫米；雄蕊 8，比花被长，花药黑紫色；花柱 3，中下部合生，头状柱头。瘦果卵形，具 3 棱，褐色，有光泽，长 3~4 毫米，包于宿存花被内。花期 7—8 月，果期 9—10 月。

生长习性

盘龙七生长于海拔 1700~3900 米的山坡草地、山顶草甸、山谷溪边。主产于我国云南、四川及陕西西南部，印度北部、尼泊尔及不丹也有生长。

分布

《商洛战备中草药》记载盘龙七分布于秦岭一带阴坡悬崖上；《陕西中草药》所收载的蝎子七产于眉县和佛坪。目前，盘龙七以宝鸡、商洛等地为主产地。

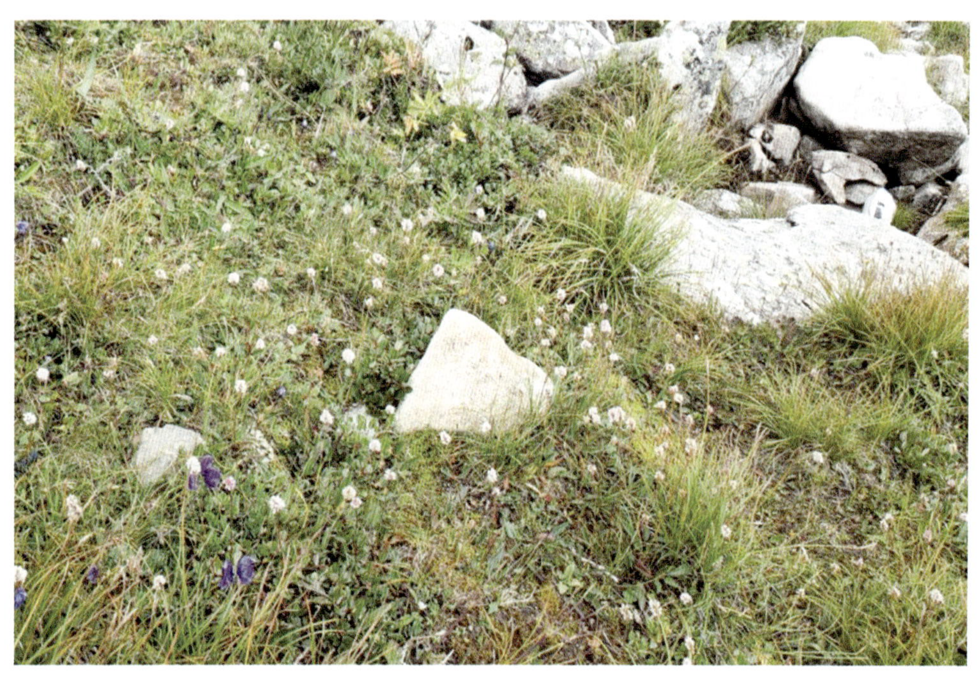

盘龙七生境

栽培历史

自 20 世纪 90 年代开始，我国已在陕西宝鸡、商洛等地开展盘龙七的引种和人工栽培，但栽培面积较小。目前，陕西眉县已开始盘龙七的野生抚育和规范化种植技术研究。

采收加工

《商洛战备中草药》载盘龙七采收部位及时期为“根（秋季采）”，《陕西中草药》则记载“药用根茎。四季可采挖，去须根，洗净，切片，晒干用或以陈土拌炒后用。”《陕西省药材标准》认为盘龙七应于“夏、秋二季采挖，除去地上部分和须根，洗净，晒干。”

药材性状

本品呈扁圆柱形，稍弯曲。长 3~5 厘米，直径 0.5~3 厘米。外表粗糙，呈紫褐色。环节较明显，有横皱纹，常残留紫黑色细小须根。质地坚硬，脆而易折断。断面粉红色至棕红色，呈颗粒状，有类白色维管束 22~32 个，呈环状排列。气微，味苦、涩。

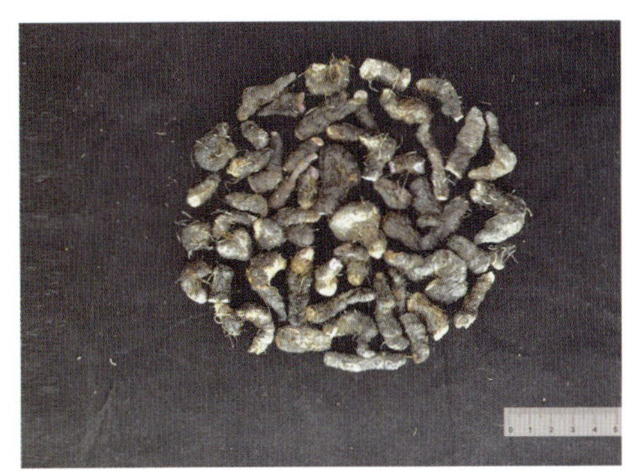

盘龙七药材

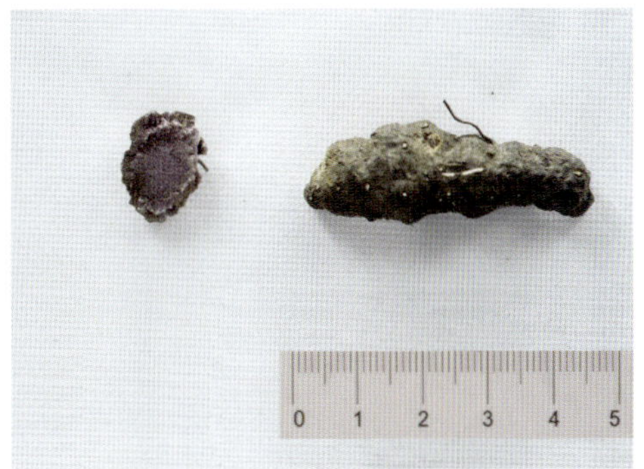

盘龙七药材断面

性味归经

味苦、涩，性凉。归胃、脾、肾经。

功能主治

固肠收涩，止血，止带。用于腹泻，肠风下血，吐血，崩漏，带下。

用法用量

煎服，10~15 克。

贮藏

置通风干燥处，防蛀。

化学成分

盘龙七中含有单糖、多糖及其苷类、酚类、鞣质、黄酮类、香豆素类、萜类及蒽醌类等化合物，如 β - 谷甾醇、大黄素、表儿茶素、儿茶素、没食子酸和绿原酸。

药理作用

1. 抗病毒作用

盘龙七根茎是抗轮状病毒的有效药物，用于治疗轮状病毒感染引起的婴幼儿秋季腹泻。盘龙七水煎液（除鞣质）在鸡胚内外均对甲型流感病毒（京科 68−1 株）和Ⅰ型副流感病毒（仙台株）具有明显的抗病毒作用，其在鸡胚外的最小抗病毒浓度为 1/32768 和 1/131072。盘龙七水提液对单纯疱疹病毒Ⅰ和Ⅱ在原代乳兔肾细胞上均具有抑制作用，抑制对数均为 2.40；对腺病毒在小鼠纤维母细胞株（L929）具有抑制作用，抑制对数为 2.10；对新城疫病毒在鸡胚外具有抑制作用，最小抗病毒浓度为 1∶80；此外，盘龙七还具有抗乙肝病毒表面抗原（HBsAg）的作用。

2. 抗菌作用

盘龙七根茎的水提液具有广谱抗菌活性。盘龙七挥发油对大肠埃希菌、伤寒沙门菌、鼠伤寒沙门菌、福氏志贺菌、金黄色葡萄球菌、白色假丝酵母菌、肺炎球菌等8种标准菌株均有良好的抗菌活性。盘龙七水提液（未除鞣质）对绿色链球菌、溶血性链球菌、卡他球菌、甲型副伤寒杆菌、铜绿甲单胞菌、肺炎克雷伯菌、葡萄变形杆菌均有不同程度的抑菌作用，对金黄色葡萄球菌、卡他球菌、福氏志贺菌和甲型副伤寒杆菌的抑菌作用尤为明显。对白念珠菌和热带念珠菌有较弱的抗菌作用，对各型痢疾杆菌均有明显的抑菌作用。盘龙七的醇提取液对上述细菌也有抑菌作用，从盘龙七中分离的没食子酸对福氏志贺菌的抗菌作用与黄连素相似。

临床应用

盘龙七经粉碎、过筛，制成胶囊剂，用于治疗婴幼儿秋季腹泻效果良好。盘龙七治疗急性细菌性痢疾、急性肠炎、婴幼儿腹泻疗效显著，用于急性肠炎和婴儿腹泻时，不用与其他止泻药合用，多于用药1~2天后止泻，对于口服止泻药或注射抗生素无效的病例亦能奏效。盘龙七10~20克，加红糖适量，煎煮后可用于治疗痢疾。用盘龙七、鹿衔草各15克，金丝带、太羌活、狮子七各10克，水煎服，可用于治疗崩漏。

参考文献

[1] 陕西省商洛地区革命委员会卫生局. 商洛地区战备中草药展览资料汇编 [G]. 商洛：商洛地区革命委员会卫生局，1970.

[2] 中国科学院中国植物志编辑委员会. 中国植物志 [M]. 北京：科学出版社，1995.

[3] 国家中医药管理局《中华本草》编委会. 中华本草 [M]. 上海：上海科学技术出版社，1999.

[4] 唐瑜蓉，罗定强，刘越，等. 太白蓼中酚酸类成分的UPLC/Q-TOF-MS研究 [J]. 西北药学杂志，2016，31（4）：347-350.

[5] 唐瑜蓉，罗定强，刘越，等. 太白蓼的高效液相色谱特征图谱研究 [J]. 药物分析杂志，2015，35（12）：2105-2110.

[6] 郭耀武，杨瑞瑞，罗定强，等. 太白蓼中绿原酸含量测定 [J]. 亚太传统医药，2012，8（9）：18-19.

[7] 张为民. 太白蓼和朱砂七提取物抗病毒及抑菌活性研究 [D]. 杨凌：西北农林科技大学，

2010.

[8] 张为民，张彦明，郭抗抗 . 太白蓼提取物体外抑制新城疫病毒及 5 种细菌的活性部位筛选 [J]. 西北农林科技大学学报（自然科学版），2009，37（4）：51-57.

[9] 梁波，李宝林，吴振海，等 . 太白蓼挥发油的化学成分和抗菌实验初步研究 [J]. 药物分析杂志，2006，26（12）：1765-1768.

[10] 孙家琪，迟秀兰，李万波 . 太白蓼治疗婴幼儿秋季腹泻 100 例 [J]. 陕西中医，1983（5）：31.

[11] 迟秀兰，孙家琪，李万波 . 太白蓼治疗肠道感染性疾患 123 例疗效观察 [J]. 陕西中医，1980（5）：33-34.

出其闉阇，有女如荼。虽其如荼，匪我思且。缟衣茹藘，聊可与娱。

——《诗经》

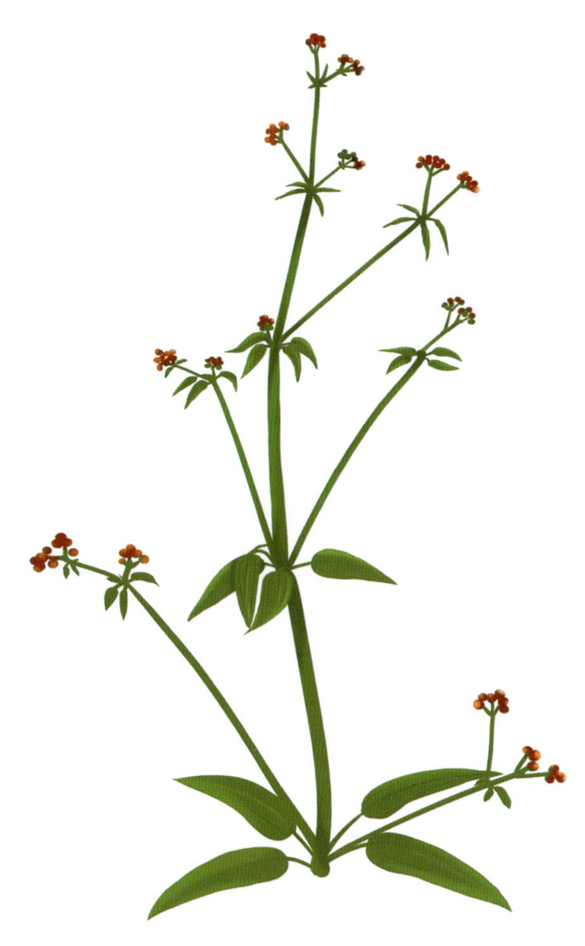

茜 草

RUBIAE RADIX ET RHIZOMA

本草考证

1. 名称考证

茜草最早见于《诗经》，《郑风·出其东门》“缟衣茹藘，聊可与娱”中的“茹藘”即为茜草，可见茜草最初是作为一种染料被记载的。茜草作为中药以“茜根”之名始载于《神农本草经》。之后，《名医别录》《新修本草》《本草拾遗》《日华子本草》《蜀本草》《大观本草》《本草图经》及《汤液本草》等本草著作中茜草均以“茜根”进行收录。至明代，茜草的名称稍有不同，如《本草蒙筌》中将其记为“茜草”，尚补充了别名“地血”，《本草汇言》《本草乘雅半偈》中记其为“茜草根”，《本草纲目》则汇集了之前茜草的诸多别称，如茅蒐、茹藘、染绯草、血见愁、风车草、过山龙等。至清代，《本草新编》《本草备要》《本草求真》《本草辑要》等著作中茜草均以“茜草”一名收录。2020 年版《中国药典》也是以“茜草”之名将其收录。综上所述，在明代前的大部分本草著作中，茜草均以“茜根”为名，明代以后多以“茜草”作为正名来应用。

2. 基源及产地考证

茜草作为常用中药，历代本草对其均有记载。2020 年版《中国药典》规定茜草为茜草科植物茜草 *Rubia cordifolia* L. 的干燥根和根茎。

重修政和經史證類備用本草　卷七　草部上品之下　一八四

圖經曰

聖惠方

千金方

梅師方

茜根

茜根味苦寒無毒主寒濕風痹黃疸補中止血內崩下血膀胱不足踒跌蠱毒久服益精氣輕身可以染絳一名地血一名茹藘一名茅蒐一名蒨生喬山川谷二月三月採根暴乾

圖經曰

方

雷公云

傷寒類要

簡要濟衆

飛廉味苦平無毒主骨節熱脛重酸疼頭眩頂重皮間邪風如蜂螫針刺魚子細起熱瘡癰疽痔濕痹止風邪欬嗽下乳汁久服令人身輕益氣明目不老可煮可乾一名漏蘆一名天薺一名伏豬…一名伏兔一名飛雉一名木禾生河內川澤正月採根七月八月採花陰乾

金翼

雷公云

越州五味子

秦州五味子

《重修政和经史证类备用本草》中关于茜草的记述

茜草的植物形态描述最早见于《本草图经》，“叶似枣叶而头尖下阔，三、五对生节间，其苗蔓延草木上，根紫色。”《政和本草》对于茜草的描述与《本草图经》基本一致。至明、清两代，对于茜草的形态描述有了进一步补充，如《救荒本草》增加了叶脉、花色及果实颜色的描述，《本草崇原》增加了对茎的细节、花期和果实大小的描述。《本草乘雅半偈》《本草原始》《滇南本草》则延用《本草图经》中对茜草形态描述。

茜草的生境分布最早记载于《神农本草经》，曰其“生山谷”，但未明确具体位置。《名医别录》描述为“生乔山”（即桥山，今陕西黄陵境内）。此后，《新修本草》《本草图经》《本草纲目》等著作中均描述茜草“生乔山”，证明自古以来陕西都是茜草的道地产区，且质量较优。现代文献《中国药材学》《中华本草》《中药大全》《现代中药材商品通鉴》《实用本草纲目彩色图鉴》《中华药海》及《金世元中药材传统经验鉴别》等著作中描述了茜草产地分布极广，北方诸省区的资源尤为丰富，以陕西、河南所产者产量大、质量佳，并行销全国。

3. 药用历史沿革

茜草的药用价值始载于《神农本草经》，被列为上品，“主寒湿，风痹，黄疸，补中”。《新修本草》《政和本草》《大观本草》《开宝本草》中关于茜草功效均沿用《神农本草经》的描述。此外，一些本草著作也记载了茜草在妇科方面的应用，如《日华子本草》载：“止鼻洪，带下，产后血晕，乳结月经不止”，《名医别录》《新修本草》载茜根“止血，内崩，下血”，《药性论》认为茜草“主治六极伤心肺，吐血泻血用之”等。《药性论》中还提到了茜草除善治下部出血，对于上部出血，如肺部出血可能也有一定疗效。《本草求真》则记录茜草可治“妇人经闭不解”，由

植物名實圖考長編 卷十 蔓草 茜根

別錄：無毒。一名白草，生益州山谷。春採葉，夏採莖，秋採花，冬採根。陶隱居云：諸方藥不用，此乃有蘇菜，生水中，人蒸食之；此乃生山谷，當非是。又有白草，葉作羹飲，甚療勞，而不用根。益州乃有苦菜，土人專食之，皆充健無病，疑或是此。

唐本草注云：此鬼目草也。蔓生，葉似王瓜，小長而五椏，實圓若龍葵子。生青熟紫黑，煮汁飲，解毒，東人謂之白草。陶云白草，似識之而不的辨。

本草拾遺：白英主煩熱，風痧，丹毒，瘧瘴，寒熱，小兒結熱，煮汁飲之。一名鬼目。爾雅云：苻，鬼目。注：似葛葉有毛，子赤如耳環珠，若云子熟黑，誤矣。又按別本注云，今江東人夏月取其莖葉煮粥，極解熱毒。

本草綱目李時珍曰：此俗名排風子也。正月生苗，白色可食。秋開小白花，子如龍葵子，熟時紫赤色。吳志云：孫皓時有鬼目菜，緣棗樹，長丈餘，葉廣四寸，厚三分，人皆異之，即此物也。

茜根 本草經：茜根味苦，寒。主寒濕，風痹，黃疸，補中。

爾雅：茹藘，茅蒐。注：今之茜也，可以染絳。

詩經：茹藘在阪。陸璣疏：茹藘，茅蒐，蒨草也。一名地血，齊人謂之茜，徐州人謂之牛蔓。今圃人或作畦種蒔，故貨殖傳云：巵茜千石，亦比千乘之家。

別錄：無毒。止血內崩，下血，膀胱不足，踒跌，蠱毒。久服益精氣，輕身。可以染絳。一名地血，一名茹藘，一名茅蒐，一名蒨。生喬山山谷，二月、三月採根，暴乾。陶隱居云：此則今染絳茜草也。東間諸處乃有而少，不如西多。今俗道經方不甚服用。此當以其為療少，而豐賤故也。

圖經：茜根一作蒨，生喬山山谷，今近處皆有之，染緋草也。許慎說文解字以為人血所生，葉似棗

五五八

《植物名实图考长编》中关于茜草功效、炮制等的记述

此不难发现，茜草的功效已由止血变为活血。《本草纲目》中的“通经脉，治骨节风痛，活血行血”与《本草汇言》“能散血而行血也……及骨节风痛，能疏痹而通经脉也”均说明茜草可通经脉，治疗骨节风痛。而在《本草求原》中，茜草可“清热导滞，治少年大脱血，或醉入房中致气竭伤肝，血枯经闭”，发挥凉血止血的功效。综合上述文献记述，可总结出茜草具有凉血、祛瘀、止血、通经的功效。

植物形态

茜草为草质攀援藤木，长 1.5~3.5 米。根状茎和其节上的须根均为红色；茎数条至多条，从根状茎的节上发出，细长，呈方柱形，有 4 条棱，棱上有倒生皮刺，中部以上多分枝。叶通常 4 片轮生，纸质，披针形或长圆状披针形，长 0.7~3.5 厘米，顶端渐尖，有时钝尖，基部心形，边缘有齿状皮刺，两面粗糙，脉上有微小皮刺；基出脉 3 条，极少外侧有 1 对很小的基出脉。叶柄通常长 1~2.5 厘米，有倒生皮刺。聚伞花序腋生和顶生，多回分枝，有花 10 余朵至数十朵，花序和分枝均细瘦，有微小皮刺；花冠淡黄色，干时淡褐色；盛开时，花冠檐部直径 3~3.5 毫米，花冠裂片近卵形，微伸展，长约 1.5 毫米，外面无毛。果球形，直径 4~5 毫米，成熟时为橘黄色。花期 8—9 月，果期 10—11 月。

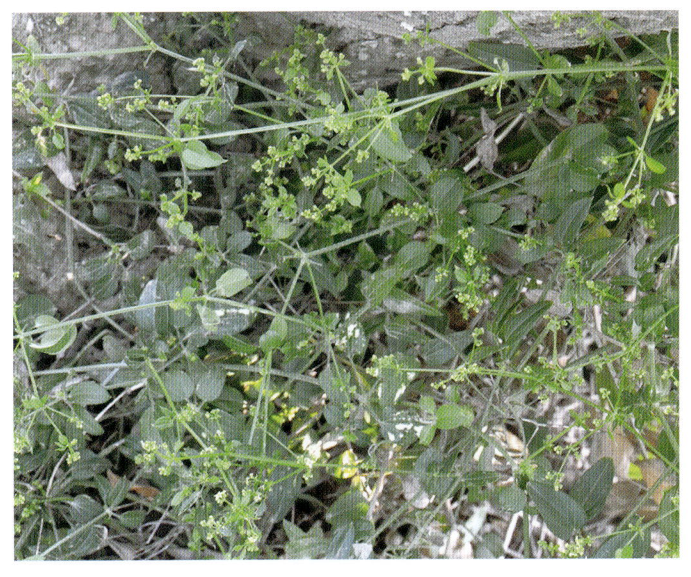

茜草植物

生长习性

茜草喜气候凉爽和较湿润的环境，耐寒，常生于海拔 570~1800 米的疏林、林缘、灌丛或草地处。

分布

茜草分布极广，主要分布于陕西、河南、安徽、河北、山东、湖北、江苏、浙江、江西等省，以陕西、河南产者为佳。

在陕西，茜草主产于渭南、延安、商洛、宝鸡、铜川、安康等地。

栽培历史

陕西土地肥沃、湿润，富含腐殖质，为茜草提供了良好的生长环境，既有野生品，也有人工种植品，洛川、山阳、镇安、澄城、府谷等县志都有茜草野生或种植的相关历史记载。陕西产茜草根条粗长，表面红棕色，断面黄红色，品质优于其他产区。渭南、黄陵等地产量较大，且质量优良。

采收加工

茜草可于春、秋两季采挖，除去泥沙，干燥。

药材性状

本品根茎呈结节状，丛生粗细不等的根。根呈圆柱形，略弯曲，长 10~25 厘米，直径 0.2~1 厘米；表面红棕色或暗棕色，具细纵皱纹和少数细根痕；皮部脱落处呈黄红色。质脆，易折断，断面平坦，皮部狭，紫红色，木部宽广，浅黄红色，导管孔多数。气微，味微苦，久嚼刺舌。

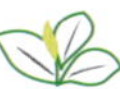

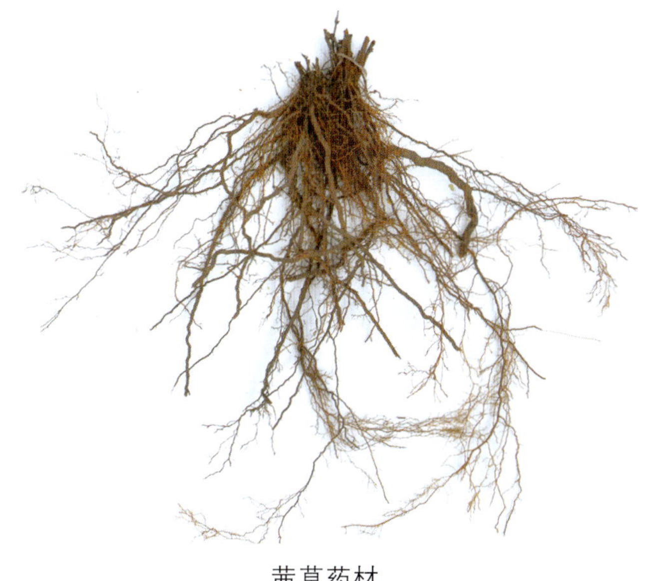

茜草药材

炮制

生茜草 除去杂质，洗净，润透，切厚片或段，干燥。

茜草炭 取茜草片或段，置热锅内，用武火炒至表面呈焦黑色、内部呈焦褐色时，喷淋清水少许，熄灭火星，取出，晾干。

性味归经

味苦，性寒。归肝经。

功能主治

凉血，祛瘀，止血，通经。用于吐血，衄血，崩漏，外伤出血，瘀阻经闭，关节痹痛，跌扑肿痛。

用法用量

煎服，6~10 克。

贮藏

置干燥处。

化学成分

茜草中的主要成分为蒽醌类、萘醌类及其糖苷衍生物，其中蒽醌类包括茜草素、茜草酸、羟基茜草素、甲基异茜草素等，萘醌类包括大叶茜草素、茜草内酯、萘二酚二聚体等。此外，茜草还含有环己肽类、多糖类、萜类、甾体类、皂苷类、化合物和微量元素等。

药理作用

1. 止血作用

茜草温浸液有明显的促进血液凝固作用。茜草炒炭后其寒性降低，药性收敛，止血作用增强，能显著缩短正常小鼠的凝血时间。

2. 抗肿瘤作用

茜草提取物能够抑制多种肿瘤细胞的增殖并诱导细胞凋亡。有研究显示，环肽类化合物是其发挥活性的重要物质基础。从茜草中分离出的一系列环己肽类化合物，对小鼠白血病 P388 和 L1210 细胞、艾氏腹水癌细胞、黑色素瘤 B16 细胞、结肠癌 Colon-38 细胞、Lewis 肺癌细胞增殖均有一定的抑制作用，其中以茜草中化合物 RA- Ⅶ的活性最为显著。

3. 抗氧化作用

茜草乙醇提取物能提高超氧化物歧化酶和过氧化氢酶的活力，提高还原型谷胱甘肽的含量，抑制脂质过氧化，从而减轻硝酸铅对小鼠的氧化损伤。茜草水提取物可以提高心肌细胞线粒体中多种抗氧化酶的活力，并降低丙二醛和皮质醇的含量，延长大鼠在高强度耐力训练中的力竭时间，而且水提取物中的多糖成分也能通过抗氧化作用改善 D- 半乳糖对小鼠心肌线粒体的损伤。此外，茜草中的小分子化合物也具有良好的抗氧化作用。

4. 抗菌作用

茜草水提取液在体外对金黄色葡萄球菌、白色念珠菌有抑制作用，对肺炎链球菌、流感嗜血杆菌及部分皮肤真菌也有抑制作用。

5. 升高白细胞

茜草酸的化学合成衍生物茜草双酯能够促进实验动物骨髓造血细胞的增殖和分化，减轻环磷酰胺所致的骨髓损伤，并在临床试验中对患者经放疗、化疗引起的白细胞降低有良好的防治效果。此外，茜草双酯还具有免疫抑制作用。

6. 护肝作用

茜草醇提取物能显著降低对乙酰氨基酚所引起的致死率并缓解其肝毒性，对四氯化碳所致的肝毒性也能明显降低，表明茜草醇提物有一定的护肝作用。

7. 其他作用

茜草具有抗过敏作用，茜草多糖具有神经保护活性。

临床应用

茜草具有凉血止血、祛瘀通经的功效，临床多用于治疗血热出血、血瘀经闭、风湿痹痛、跌打肿痛等。在临床中，使用含有茜草的方剂，如益气健脾止崩汤可治疗月经周期严重紊乱、经量异常；复方九味羌活汤可治疗湿热型子宫异常出血；少腹逐瘀汤可治疗青春期女性的原发性痛经；五草汤随证加减可治疗过敏性紫癜；以七草一花汤作为基础方随证加减可治疗肾性血尿。此外，茜草配合旋覆花等药可治疗痰气郁阻、肺胃伤阴、脉络瘀阻引起的食管炎；水蛭茜草汤配合化学药可治疗肝硬化腹水；以茜草为主，随证加减其他药物可治疗白细胞减少症，取得显著疗效。

参考文献

[1] 梁锡锋．诗经 [M]. 开封：河南大学出版社，2008.

[2] 吴普．神农本草经 [M]. 北京：科学技术文献出版社，1996.

[3] 陶弘景．名医别录 [M]. 尚志钧，辑校．北京：人民卫生出版社，1986.

[4] 韩保升．日华子本草 [M]. 尚志钧，辑释．合肥：安徽科学技术出版社，2005.

[5] 苏敬．新修本草 [M]. 尚志钧，辑校．合肥：安徽科学技术出版社，1981.

[6] 陈藏器．本草拾遗 [M]. 尚志钧，辑释．合肥：安徽科学技术出版社，2004.

[7] 甄权．药性论 [C]. 尚志钧，辑校．芜湖：皖南医学院科研科，1983.

[8] 唐慎微．大观本草 [M]. 尚志钧，点校．合肥：安徽科学技术出版社，2002.

[9] 苏颂．本草图经 [M]. 尚志钧，辑校．合肥：安徽科学技术出版社，1994.

[10] 唐慎微．证类本草 [M]. 尚志钧，点校．北京：华夏出版社，1993.

[11] 卢多逊．开宝本草 [M]. 尚志钧，辑校．合肥：安徽科学技术出版社，1998.

[12] 王好古．汤液本草 [M]. 崔扫尘，尤荣辑，点校．北京：人民卫生出版社，1987.

[13] 陈嘉谟．本草蒙筌 [M]. 王叔民，点校．北京：中医古籍出版社，2009.

[14] 倪朱谟．本草汇言 [M]. 郑金生，甄雪燕，杨梅香，点校．北京：中医古籍出版社，2005.

[15] 卢之颐．本草乘雅半偈 [M]. 冷方南，王齐南，点校．北京：人民卫生出版社，1986.

[16] 李时珍．本草纲目 [M]. 张守康，校．北京：中国中医药出版社，1998.

[17] 朱橚．救荒本草 [M]. 王家葵，校注．北京：中医古籍出版社，2007：.

[18] 李中立．本草原始 [M]. 张卫，校注．北京：学苑出版社，2011.

[19] 陈士铎．本草新编 [M]. 柳长华，徐春波，校注．北京：中国中医药出版社，1996.

[20] 汪昂．本草备要 [M]. 余力，陈赞育，校注．北京：中国中医药出版社，1998.

[21] 黄宫绣．本草求真 [M]. 王淑民，校注．北京：中国中医药出版社，1997.

[22] 林玉友．本草辑要 [M]. 滕佳林，王加锋，张艳，等，校注．北京：中国中医药出版社，2015.

[23] 张志聪．本草崇原 [M]. 刘小平，点校．北京：中国中医药出版社，1992.

[24] 吴其濬．植物名实图考 [M]. 北京：商务印书馆，1957.

[25] 赵其光．本草求原 [M]. 广州：广东科技出版社，2009.

[26] 兰茂．滇南本草 [M]. 昆明：云南科学技术出版社，2004.

[27] 李慧，孟宪生．中药茜草的本草考证 [J]. 中药材，2018，41（10）：2462-2466.

[28] 沈连生．神农本草经中药彩色图谱 [M]. 北京：中国中医药出版社，1996.

[29] 徐国钧．中国药材学 [M]. 北京：中国医药科技出版社，1996.

[30] 崔树德．中药大全 [M]. 哈尔滨：黑龙江科学技术出版社，1998.

[31] 张贵君．现代中药材商品通鉴 [M]. 北京：中国中医药出版社，2001.

[32] 路军章，韦桂宁．实用本草纲目彩色图鉴 [M]. 北京：中医古籍出版社，2013.

[33] 冉先德．中华药海 [M]. 上海：东方出版社，2010.

[34] 金世元 . 金世元中药材传统经验鉴别 [M]. 北京：中国中医药出版社，2010.

[35] 国家药典委员会 . 中华人民共和国药典：一部 [S]. 北京：中国医药科技出版社，2020.

[36] 张琳，胡本祥，安衍茹，等 . 茜草本草考证 [J]. 吉林中医药，2018，38（3）：317-321.

[37] 李海峰，肖凌云，张菊，等 . 茜草化学成分及其药理作用研究进展 [J]. 中药材，2016，39（6）：1433-1436.

[38] 陈毅，王海丽，薛露，等 . 茜草的研究进展 [J]. 中草药，2017，48（13）：2771-2779.

本草从新

有一病，必有一药。病千变，药亦千变。

其白蒺藜结荚长寸许，内子大如脂麻，状如羊肾而带绿色，今人谓之沙苑蒺藜。

——《本草纲目》

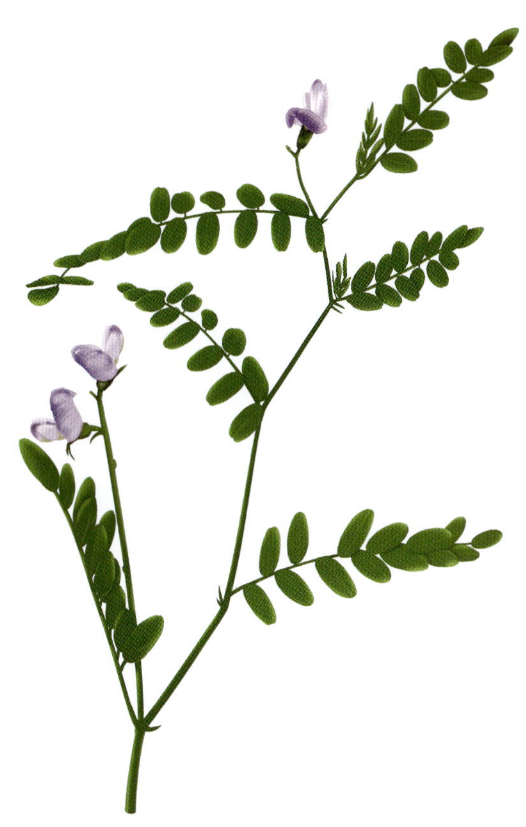

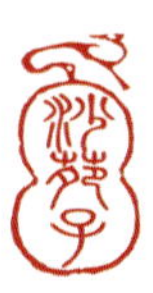

沙苑子

ASTRAGALI COMPLANATI SEMEN

本草考证

1. 名称考证

沙苑子最早出自《神农本草经》，始名“蒺藜子”，被列为上品。《药性论》在蒺藜项曰：“白蒺藜……形如羊肾，圆而细，色如绿豆，嚼之具绿豆腥气”，此处的“白蒺藜”即为沙苑子。《本草图经》曰：“又一种白蒺藜，今生同州沙苑（今属陕西大荔县），牧马草地最多，而近道亦有之。绿叶细蔓，绵布沙上；七月开花，黄紫色，如豌豆花而小；九月结实，作荚子，便可采。其实味甘而微腥，褐绿色，与蚕种子相类而差大，又与马薸子酷相类，但马薸子微大，不堪入药，须细辨之，今人多用。”后《本草蒙筌》记载：“使宜乌头，种分黑白。黑成颗粒，较马薸子略殊；白多刺芒，比铁蒺藜无异。黑仅合丸散，生取研成白。”文中以“黑”称呼沙苑子，提示将沙苑子称呼为“白蒺藜”或许与研磨后颜色为白有关系。沙苑子被记载的名称还有沙苑蒺藜、潼蒺藜（《本草便读》）、沙苑蒺藜子（《本草求真》）等。“沙苑蒺藜”一名始见于《本草纲目》，书中有“其白蒺藜结荚长寸许，内子大如脂麻，状如羊肾而带绿色，今人谓之沙苑蒺藜。”后《本草汇言》将“沙苑蒺藜”作为沙苑子正名，并同时以“细蒺藜”“沙苑细蒺藜”指代沙苑子。《本经逢原》记载：“沙苑蒺藜，产沙苑者色微黑，而形似羊肾”。民国曹炳章

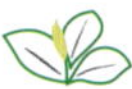

在《增订伪药条辨》中曰：“沙蒺藜，七月出新。陕西潼关外出者，名潼蒺藜”，并以“沙苑子”为正名，同时记载了不同产地沙苑子的名称。

2. 基源及产地考证

《证类本草》蒺藜子项下，转引《本草图经》两种植物，一种为同州白蒺藜，其植物形态，特别是茎、叶和荚果与沙苑子植物很相似。另一种秦州蒺藜子，植物图形（结刺果）与现在的刺蒺藜相似。上述古代所用的沙苑子（白蒺藜、沙苑蒺藜、潼蒺藜、沙蒺藜等），其植物形态、产地及植物图均与现今陕西大荔等地产的沙苑子完全相符。因此确认历代以沙苑子入药的基源植物为豆科植物扁茎黄芪 *Astragalus complanatus* R. Br。

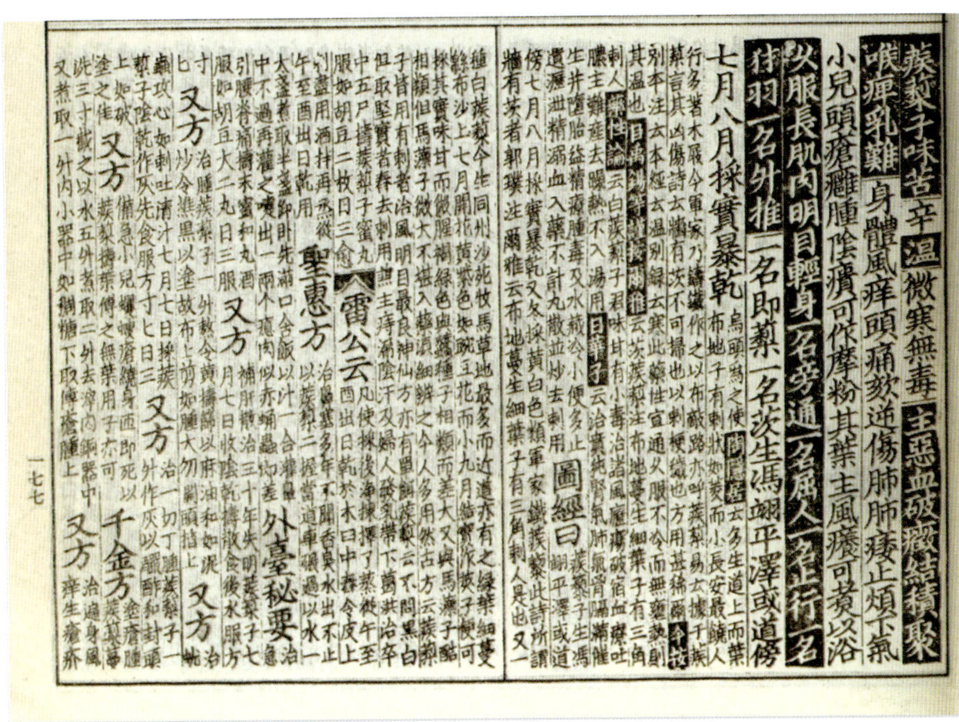

蒺藜子味苦辛温微寒無毒主惡血破癥結積聚喉痺乳難身體風痒頭痛欬逆傷肺肺痿止煩下氣小兒頭瘡癰腫陰㿉可作摩粉其葉主風痒可煮以浴久服長肌肉明目輕身一名旁通一名屈人一名止行一名豺羽一名升推一名即藜一名茨生馮翊平澤或道傍七月八月採實暴乾

《重修经史政和备用本草》中关于蒺藜子的记述

《本经逢原》与《本草图经》记载的蒺藜产地一致，均为沙苑（今陕西大荔）。《本草从新》将蒺藜和沙苑子分别写成“刺蒺藜”和“沙苑蒺藜”两种，曰其“出潼关（今陕西潼关一带）”，由此推测可能因沙苑子的产地发生变化而导致沙苑子被称作“潼蒺藜”。1927 年出版的《增订伪药条辨》中记录：“陕西潼关外出者，名潼蒺藜。”1959 年出版的《药材资料汇编》中也记载了潼蒺藜，并明确指出："潼蒺藜与沙苑子，似系同类植物，惟两者产地不同。"说明1949年之后基本确定了潼蒺藜就是沙苑子。《中华本草》中收录了沙苑蒺藜，在药材及产销中对其产地进行了总结："主产于陕西，河北、山西、内蒙古等地亦产。以陕西潼关者为著，称潼蒺藜；销全国。"

3. 药用历史沿革

《本草衍义》将沙苑子归为补肾药。《本草纲目》载沙苑子可"补肾，治腰痛泄精，虚损劳乏。"《本草汇言》则在补肾固精的基础上进行了补充，认为其还可"强阳有子，兼止小便遗沥。"《本草崇原》与前述本草所载相差不大，认为其可"补肾益精，治腰痛虚损，小便遗沥。"《本草详节》则认为沙苑子可"入肾益精，故治咳逆诸症。"《本经逢原》则在药物使用方面有所补充，认为沙苑子"性降而补，益肾，治腰痛，为泄精虚劳要药，最能固精，故聚精丸用此，佐鳔胶大有殊功。以之点汤代茶，亦甚甘美益人。"《本草从新》则补充沙苑子可"补肾强阴，益精明目。治虚劳腰痛，遗精带下，痔瘘阴痨。"《得配本草》则对沙苑子固精止遗之效作了进一步说明，认为其可"固肾水之泄，暖少阳之精。其能去燥热，治烦渴，疗尿血，止余沥，皆得精之固而并效也。"《本草便读》认为沙苑子"为补肾之药，能治腰痛、泄精等症。"《本草求原》更加丰富了沙苑子功效，认为其"能导肺气归脾，下行直入于肾。补肾，治腰痛，泄精，虚损劳乏，肺痿，肾冷，尿多，遗溺，明目，长肌肉，亦治肝肾风毒攻注。"通过上述文献，总结出沙苑子主要有温肾固精、缩尿、益肝、明目等功效，主治肾虚腰痛，阳痿遗精，遗尿，头晕耳鸣及带下淋浊等证。

据唐代《元和志》记载，扁茎黄芪的种子——沙苑子"自肃宗时，即为皇室贡品"，可知扁茎黄芪的应用已有千年历史。

植物形态

沙苑为多年生草本，高30~100厘米，通体被疏柔毛，根长而粗壮。茎略扁，较细弱，基部常倾卧地面，有分枝。单数羽状复叶互生，托叶小，狭披针形，长约 3 毫米，宽约 0.5 毫米，有毛；小叶 9~21，椭圆形，长 7~20 毫米，宽 3~8 毫米，先端浑圆或微凹，有小细尖，小叶柄不明显。花蝶形，黄白色或带紫红色，总状花序腋生，总梗细长，每个花序有小花 3~9 朵，旗瓣近圆形，先端凹入，基部有爪；2 强雄蕊较雌蕊短，柱头有髯毛。花落后形成小荚果，表面有黑毛，里面具假隔膜，成熟后开裂，内有种子 20~30 粒。种子圆肾形，长约 2 毫米，宽约 1.5 毫米，厚不足 1 毫米；表面褐绿色或灰褐色，光滑；两面微凹陷，在凹入一侧有明显的种脐。花期 8—9 月，果期 9—10 月。

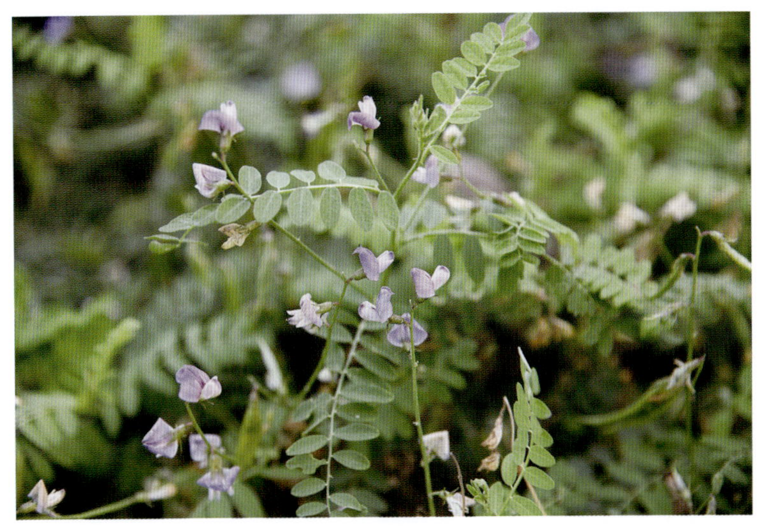

沙苑原植物

生长习性

沙苑生长于海拔 1000~1700 米的路边、沟岸、草坡及干草场，耐干旱，耐严寒，耐贫瘠，喜通风，怕涝，最适宜在干旱少雨且透光性较好的地区栽培。沙苑适应性强，其主根深长，在荒山、沙漠、草原及贫脊地都能生长，以砂质壤土最好。沙苑根部具根瘤菌，有固氮作用，无须多施氮肥。

分布

沙苑分布于吉林、辽宁、河北、山西、内蒙古、宁夏、甘肃等地，主产于陕西、山西。陕西主要分布于大荔县。

栽培历史

“一粒沙苑子，半部同州史。”大荔沙苑位于洛河与渭河之间，东西长40公里，南北宽15公里，是大荔县境内一片罕见的沙漠化区域，它夹杂着绿洲植被和水域资源，形成了极具特色的生态景观。大荔沙苑的种植历史大约有2000多年。自明清以来，大荔人就有在河边、地头种植沙苑的习惯，他们外出经商或走亲访友时常以“同蒺藜”一包相赠，“欲知相思意，遥寄同蒺藜”。后由于战乱、水旱灾害等因素影响，沙苑子产量每况愈下。

1950年，大荔县成立了沙苑林业局，在沙苑地区广植树木，基本控制了风沙，恢复了植被，沙苑子的生产也有所恢复。20世纪90年代初期，人们对沙苑子的功效和应用有了新的认识，大荔县在沙苑和黄河滩一代已有数万亩种植沙苑子种植区。

采收加工

在秋末冬初果实成熟尚未开裂时采割植株，打下种子，除去杂质，晒干。

药材性状

本品略呈肾形而稍扁，长2~2.5毫米，宽1.5~2毫米，厚约1毫米。表面光滑，呈褐绿色或灰褐色，边缘一侧微凹处具圆形种脐。质坚硬，不易破碎。子叶2，淡黄色，胚根弯曲，长约1毫米。气微，味淡，嚼之有豆腥味。

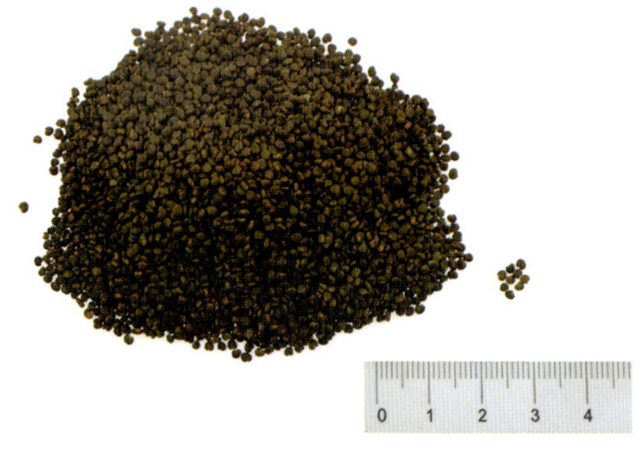

沙苑子药材

炮制

沙苑子 除去杂质，洗净，干燥。

盐沙苑子 传统制法：取净沙苑子，加盐水拌匀，闷透，置炒制容器内，以文火炒干，取出，放凉。现代制法：在 120~130 ℃，炒制 60 秒。两种炒制法的用盐量均为每 100 千克沙苑子用食盐 2 千克。

醋沙苑子 取生品沙苑子用醋拌匀，待醋液被药料吸收后，置锅内用文火翻炒，待炒至药材表面褐黄色，光泽明显，微具香气时取出，放凉待用。每 20 千克沙苑子，用醋 10 千克。

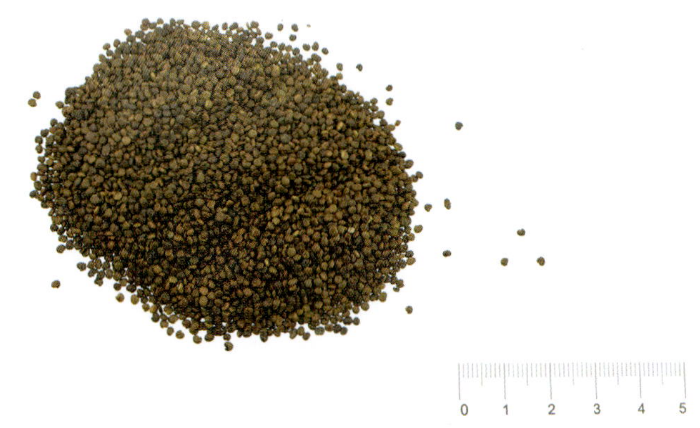

盐沙苑子饮片

性味归经

味甘，性温。归肝、肾经。

功能主治

补肾助阳，固精缩尿，养肝明目。用于肾虚腰痛，遗精早泄，遗尿尿频，白浊带下，眩晕，目暗昏花。

用法与用量

煎服，9~15 克。

贮藏

置通风干燥处。

注意事项

相火偏旺之遗精、膀胱湿热之淋浊带下者慎服。

化学成分

沙苑子的化学成分丰富，主要包含黄酮类、三萜类化合物，以及氨基酸、微量元素、油脂、有机酸、多糖等多种成分。

1. 黄酮类

沙苑子中黄酮类化合物主要有：沙苑子苷、沙苑子新苷、沙苑子杨梅苷、鼠李柠檬素-3-O-β-D-葡萄糖苷、紫云英苷、山柰素-3-O-α-L-阿拉伯吡喃糖苷、杨梅树皮素、山柰素、鼠李柠檬素、芒柄花素、异槲皮苷。

2. 三萜类

沙苑子含齐墩果烷型三萜皂苷类成分，如大豆皂苷Ⅰ甲酯、3-O-α-L-吡喃鼠李糖基（1→2）-β-D-吡喃木糖基（1→2）-6-O-甲基-β-D-吡喃葡萄糖醛酸基大豆皂醇β-22-O-β-D-吡喃葡萄糖苷、3-O-α-L-吡喃鼠李糖基（1→2）-β-D-吡喃木糖基（1→2）-6-O-甲基-β-D-吡喃葡萄糖醛酸基-3β,22β,24-三羟基-11-氧苷-12-齐墩果烯、3-O-α-L-吡喃鼠李糖基（1→2）-β-D-吡喃半乳糖基（1→2）-6-O-甲基-β-D-吡喃葡萄糖醛酸基-3β,22β,24-三羟基-11-氧代-12-齐墩果烯。

3. 氨基酸

沙苑子中氨基酸含量约为4%，主要包括丝氨酸、甘氨酸、丙氨酸、胱氨酸、组氨酸、精氨酸、色氨酸、脯氨酸、酪氨酸等19种氨基酸。

4. 微量元素

沙苑子中含有铁、钙、镁、铝、锰、铜、锌、硒、铬、镍等微量元素，另含砷、氟、锡等成分。

5. 油脂和有机酸

沙苑子含有丰富的油脂，占种子重量的3%~5%，包含庚烯酸、肉豆蔻酸、十五酸、棕榈酸、硬脂酸、油酸、亚油酸、亚麻酸、花生酸、二十烯酸、二十二酸、二十二碳五烯酸等。

6. 多糖

沙苑子中的多糖由葡萄糖、鼠李糖、阿拉伯糖、核糖、甘露糖和半乳糖等单糖组成。

7. 其他成分

沙苑子中还含有 β－谷甾醇、豆甾醇、磷脂酰肌醇、磷脂酰乙醇胺、卵磷脂、沙苑子朊酸等。

药理作用

1. 保肝降脂作用

刘静等人通过实验探讨了沙苑子对肾阳虚型高脂血症模型大鼠的降脂作用及机制，结果表明，沙苑子具有调节血脂代谢的作用，推测其机制是通过上调雌激素受体的表达水平、放大受体转导信号而实现的。

付璐等人研究了沙苑子总黄酮对肾阳虚型高脂血症模型大鼠血脂、甘油三酯合成途径的影响，提出沙苑子总黄酮可调节血脂代谢，推测其作用机制可能有两方面，一方面是通过抑制肝脏固醇调控元件结合蛋白 -1c（SREBP-1c）的表达，降低甘油三酯合成途径中限速酶，如脂肪酸合成酶、乙酰辅酶 A 羟化酶、甘油三磷酸酰基转移酶的活性及水平；另一方面上调过氧化物酶体增殖物激活受体 α（PPARα）蛋白表达，提高脂肪酸 β 氧化途径中乙酰辅酶 A 氧化酶、肉毒碱棕榈酰转移酶 1α 的表达水平。从两个方面共同发挥抑制肝脏中甘油三酯合成的作用，达到降脂作用。

李红侠对沙苑子的保肝作用进行研究，发现沙苑子对急性化学性肝损伤具有保护作用。

2. 抗炎作用

周佩芳等对沙苑子的抗炎作用开展研究，系统探讨了沙苑子对大鼠炎性肉芽肿、关节肿胀模型的影响，以及对组胺诱导的离体豚鼠回肠收缩和毛细血管通透性增加的抑制作用。研究结果显示，沙苑子水煎醇沉液具有以下作用：①抑制大鼠关节肿胀及炎性肉芽肿的形成；②拮抗组胺引起的离体豚鼠回肠收缩；③降低组胺诱导的毛细血管通透性亢进。

3. 提高免疫力

有学者分别给小鼠灌服沙苑子甲醇或乙醇提取物 5g/kg、10g/kg，可以增加小鼠胸腺、脾脏的重量，增强肝巨噬细胞和脾细胞的吞噬功能，并升高血清溶血素含量。对 615 纯系小鼠分别灌胃沙苑子水煎液 5g/kg、10g/kg 后，可明显提高其脾细胞及血清溶菌酶活性，促进植物血凝素（PHA）刺激下小鼠的掺入能力，且对正常小鼠脾脏的 3H−TdR 掺入亦有促进作用。

沙苑子提取物 0.2g/kg、0.1g/kg、0.05g/kg 给小鼠灌服，可提高钴 60 γ 照射小鼠的存活率，延长了受辐射小鼠的存活时间，促进了胸腺细胞和脾细胞增殖，升高了外周血中的白细胞、红细胞、血小板和血红蛋白的数量，并在体外可提高脾淋巴细胞转化效率。

沙苑子水煎液（每毫升含生药 0.2g）灌服 0.5 毫升，可提高 D− 半乳糖致雌性衰老模型小鼠的白细胞介素（IL−1 和 IL−8）含量；沙苑子提取物 0.3g/kg、0.15g/kg、0.07g/kg 灌服，其高、中剂量组能明显增加小鼠胸腺指数和脾指数，可不同程度提高荷瘤小鼠碳粒廓清指数，促进刀豆素 A 诱导的荷瘤小鼠 T 淋巴细胞转化增殖反应，提高巨噬细胞吞噬功能和淋巴细胞转化能力，从而增强荷瘤小鼠的非特异性免疫功能。

4. 抗肿瘤作用

刘春宇等人研究了沙苑子黄酮化合物对 H22 荷瘤小鼠的肿瘤抑制作用，发现该化合物与抗癌药环磷酰胺具有相似的抗肿瘤功效。它在抑制肿瘤生长的同时，能明显增强机体的免疫功能，且不会影响机体正常生长。韦翠萍等人观察了沙苑子黄酮化合物对乳腺癌 MCF-7 细胞增殖、凋亡的影响及其作用机制，发现该化合物能显著抑制乳腺癌 MCF-7 细胞增殖并促进其凋亡，呈现良好的时效和量效结果，其作用与 5- 氟尿嘧啶相当。

5. 镇痛作用

在小鼠热板实验中，灌服沙苑子水煎醇沉液可延长小鼠舔足反应的潜伏期，镇痛作用持续至少 150 分钟。同时，在小鼠扭体实验中，灌服沙苑子水煎醇沉液后，显著减少 0.05% 酒石酸锑钾诱导的小鼠扭体反应次数，增加了小鼠自发活动，提示沙苑子具有镇痛作用。

6. 清除自由基、抗氧化作用

王莉对脱脂沙苑子乙醇提取物的体外抗氧化活性进行研究，主要包括了 DPPH 自由基清除、超氧阴离子自由基清除、总抗氧化力测定和脂质过氧化抑制实验等。结果显示，沙苑子乙醇提取物的清除自由基能力很强，且与剂量呈现依赖性效应；其清除超氧阴离子作用最强，且具有很强的还原能力和体外抗氧化活性。

齐琳等人研究沙苑子黄酮的抗辐射作用，以 6 GY 钴 60 γ 射线一次性全身照射小鼠建立动物模型，观察沙苑子黄酮对辐射损伤的保护效应。结果显示，沙苑子黄酮对辐射小鼠有良好的保护作用，与模型组比较，可显著增强超氧化物歧化酶、谷胱甘肽过氧化物酶活性，降低丙二醛含量（$P<0.01$）；其清除自由基能力突出，对 3 种自由基的清除率都超过 60%，其中对 DPPH 的清除率达到 90%。这一作用机制与提高抗氧化能力、维护细胞及组织的正常形态功能有关。

张清安等人对沙苑子甲醇提取物进行清除 DPPH 自由基实验研究，结果显示，该提取物具有显著清除 DPPH 自由基作用，当浓度为 2% 时清除效果最佳。

肖爱珍等人对沙苑子的抗衰老作用进行研究，用药 28 天后测定小鼠的相关指标，发现给药组小鼠的血清白细胞介素水平明显高于衰老模型组（$P<0.05$），表明其可显著增强小鼠的机体免疫力，发挥延缓衰老的作用。

7. 其他作用

熊勃等人对沙苑子抗疲劳作用进行研究，通过监测大鼠脑组织兴奋性氨基酸和抑制性氨基酸含量变化，发现沙苑子可以延缓中枢神经疲劳的发生，对运动性中枢神经疲劳具有调节作用。

黄崇刚等人研究了沙苑子的补肾固精作用，发现沙苑子提取物对生精障碍模型动物有显著的促生精作用，可以显著提高大鼠精子质量，并改善大鼠血清性激素水平。

侯燕等人研究沙苑子总黄酮对博莱霉素诱导的大鼠肺纤维化的干预机制，结果显示，沙苑子总黄酮对肺纤维化病变具有一定的治疗作用，其机制可能涉及抑制炎症细胞因子活化、增强抗氧化作用、抑制胶原沉积以及调控TGF-β/Smad信号通路等环节。

临床应用

1. 传统应用

（1）治疗泄精、溺血、腰痛。沙苑子可益精而不乱阳，补阳而不乱身，《日华子本草》《本草蒙筌》《本草纲目》等著作中均记载沙苑子具有补肾、益精、固精、涩精的功效，《本经逢原》更称其为“泄精虚劳要药，最能固精”。《冷庐医话》中记载沙苑子配莲须、鱼鳔胶等可治疗肾虚滑精，《证治准绳》中的聚精丸、《医方集解》中的金锁固精丸均为治肾虚腰痛滑精、遗精、早泄、慢性泄泻的经典方药。

（2）治疗遗尿。历代本草均言沙苑子可补肾而固小便，固本而疗遗溺。如《日华子本草》认为沙苑子可“疗水脏冷，小便多，止遗沥”，《得配本草》言其“固肾水之泄，暖少阳之精”，《会药医镜》曰其可“止遗沥、尿血、缩小便”。

（3）治疗目暗不明、头晕目眩。《千金翼方》《本草蒙筌》《本草汇言》等医籍中都明确记载沙苑子具有明目作用，大荔民间亦有沙苑子代茶饮可明目的说法。其常与枸杞子、菟丝子、菊花等药物配伍，用于治疗肝肾不足、目失所养所致之目暗不明、头晕目眩等。沙苑子对肾虚腰痛、目昏、便沥等衰老性疾病所引起的眩晕也有特殊疗效。

2. 现代应用

（1）肾阳虚。由沙苑子等制成的强阳宝肾丸每次口服 6g，2 次 / 日，于治疗肾阳不足引起的精神疲倦、阳痿遗精、腰酸腿软、腰腹冷痛。临床上也将其用于治疗小儿遗尿。

（2）泌尿系统结石。有学者通过与水、氯化钠、正常人尿液体系的比较，重点研究了结石患者尿液体系中加入中药沙苑子提取液对草酸钙晶体生长的影响。利用扫描电子显微镜、傅里叶变换红外光谱和 X 射线衍射等测试手段对所得晶体进行表征，结果发现，在结石患者尿液体系中形成的草酸钙晶体为一水草酸钙晶体，而在体系中加入沙苑子提取液后，只形成二水草酸钙晶体，表明沙苑子提取液能抑制一水草酸钙晶体生长，并且随着沙苑子提取液浓度增大，抑制作用增强。

参考文献

[1] 张婷婷，柯创，秦路平，等．沙苑子本草考证 [J]. 中草药，2020，51（16）：4348-4354.

[2] 夏凡，梁勇满，许亮，等．沙苑子的本草考证及商品规格研究 [J]. 中国中医药现代远程教育，2017，15（9）：134-139.

[3] 刘永福．陕西地道药材沙苑子本草考证及研究应用 [J]. 基层中药杂志，1992（1）：42-43.

[4] 王秋玲．沙苑子质量标准研究 [D]. 咸阳：陕西中医学院，2007.

[5] 田杏芳，赵平．扁茎黄芪 [J]. 中国水土保持，1989（4）：31-32.

[6] 中草药栽培技术编写小组，河北省保定地区卫生局．沙苑子、何首乌的栽培 [J]. 赤脚医生杂志，1976（7）：35-36.

[7] 肖培根．新编中药志：第二卷 [M]. 北京：化学工业出版社，2002.

[8] 江苏新医学院．中药大辞典 [M]. 上海：上海科学技术出版社，1979.

[9] 孙建中，祁东利，赵佳丽，等．正交试验法优选盐炙沙苑子炮制工艺 [J]. 辽宁中医药大学学报，2010，12（10）：195-196.

[10] 龚宜江．醋炙沙苑子 [J]. 南京中医药大学学报（自然科学版），2000（1）：27.

[11] 李秀芹，李景丽，杜晓盼，等．沙苑子酒蒸炮制工艺优选 [J]. 中国实验方剂学杂志，2012，18（19）：50-52.

[12] 国家药典委员会．中华人民共和国药典：一部 [S]. 北京：中国医药科技出版社，

2020.

[13] 常玉华，张清安．沙苑子化学成分研究现状与展望[J].陕西农业科学，2011，57(6)：129-131，186.

[14] 刘丽君，佟海宁．沙苑子药理作用研究进展[J].亚太传统医药，2012，8(1)：181-183.

[15] 罗小莉，莫小春，张强，等．沙苑子的化学成分及药理作用研究进展[J].广西中医药大学学报，2020，23(1)：72-75.

[16] 赵华，李新莉．渭南地区道地药材沙苑子应用研究[J].考试周刊，2016(77)：196.

[17] 刘静，王景霞，高飞，等．沙苑子对肾阳虚高脂血症大鼠的降脂作用及机制研究[J].北京中医药大学学报，2016，39(12)：998-1005.

[18] 付璐，王景霞，姚骏凯，等．沙苑子总黄酮对肾阳虚高脂血症模型大鼠血脂、甘油三酯合成途径的影响[J].北京中医药大学学报，2018，41(1)：31-38.

[19] 李红侠．沙苑子的保肝作用实验研究[J].中国民族民间医药，2018，27(7)：19-20.

[20] 周佩芳，段泾云，马树德．沙苑子抗炎作用的研究[J].西北药学杂志，1988，3(2)：14-16.

[21] 刘春宇，顾振纶，杜崇民，等．沙苑子黄酮对H22荷瘤小鼠的肿瘤抑制作用及对免疫功能的影响[J].中成药，2007，29(11)：1690-1692.

[22] 韦翠萍，邱秀芹，顾振纶．沙苑子黄酮对人乳腺癌细胞MCF-7增殖抑制、诱导凋亡及上调p53表达、下调NF-κB、c-Myc表达作用[J].南京医科大学学报(自然科学版)，2010，30(11)：1556-1559，1563.

[23] 王莉．脱脂沙苑子乙醇提取物的体外抗氧化活性研究[D].西安：陕西师范大学，2010.

[24] 齐琳，吴文倩，陈韶华，等．沙苑子黄酮对辐射损伤的抗氧化保护作用[J].上海中医药杂志，2011，45(5)：73-77.

[25] 张清安，范学辉，刘梅，等．沙苑子黄酮类化合物的响应面法优化提取及其清除DPPH自由基能力[J].天然产物研究与开发，2013，25(10)：1339-1345.

[26] 肖爱珍，王忠，谷顺才，等．沙苑子的抗衰老作用[J].航空军医，2004，48(4)：155-156.

[27] 熊勃，聂玉芝，吴珍，等．中药沙苑子抗疲劳作用研究[J].西北大学学报(自然科学版)，2017，47(1)：87-91.

[28] 黄崇刚，李恒华，梅小利，等．沙苑子补肾固精的作用研究[J].中国实验方剂学杂志，2011，17(1)：123-126.

[29] 侯燕，冯一中，蒋小岗，等．沙苑子总黄酮对博莱霉素致大鼠肺纤维化的干预作用及其机制研究[J].中国药理学通报，2013，29(1)：88-93.

贝母，生晋地，今河中、江陵府、郢、寿、随、郑、蔡、滁州皆有之。

——《本草图经》

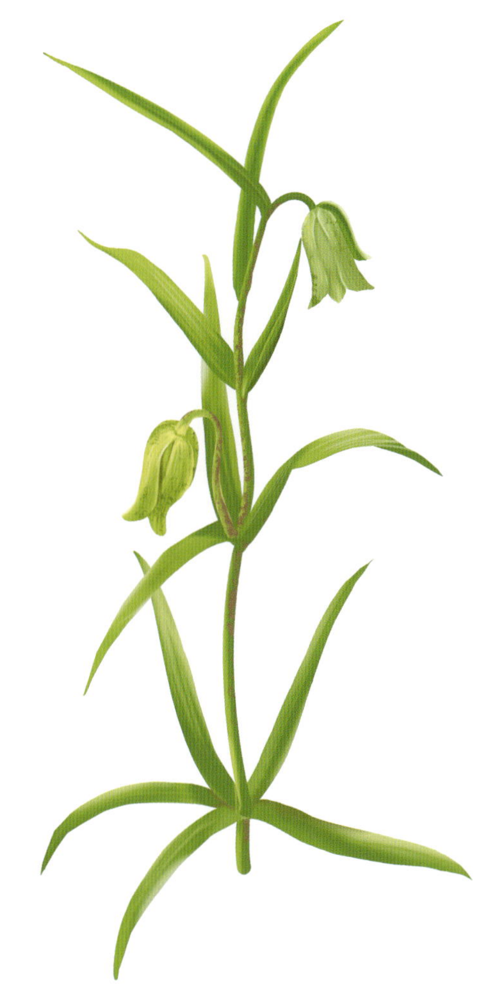

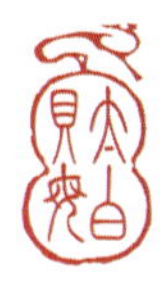

太白贝母

FRITILARIAE TAIPAIENSIS BULBUS

本草考证

1. 名称考证

贝母是我国传统中药材，有悠久的临床用药历史。其始载于《神农本草经》，被列为上品。《诗经·鄘风·载驰》中“陟彼阿丘，言采其蝱”中的“蝱”是“莔”的借字，《尔雅》释“莔，贝母。”《名医别录》称其为“勤母”“苦菜”“苦花”。陶弘景在《本草经集注》中称因其“形似聚贝子，故名贝母”。《本草原始》中将贝母分为南贝母和西贝母，其中南贝母指产于浙江、江苏一带浙贝母中的“元宝贝”，西贝母泛指产于我国西南和西北部地区的川贝母、伊贝母。至《本草纲目拾遗》始将浙贝母与川贝母明确分开。太白贝母又称太贝，为川贝母的主流药品之一。清代郑肖严曰：“贝母惟川蜀出者佳，其子在根下，内心外瓣，其色带白，如聚贝子，故名贝母。”

2. 基源及产地考证

关于贝母类药材产区在本草典籍内的著录最早可见于《名医别录》，书中称其“生晋地”。陆玑在《毛诗草木鸟兽虫鱼疏》书中写到：“蝱，今药草贝母也，其叶如栝楼而细小，其子在根下如芋子，正白，四方连累相著，有分解。今近道出者正类此。”以后的《证类本草》及《本草纲目》都曾引陆玑之言。其后历代医家不断扩展贝母类药材的产地，如《本草经集注》称

其“出近道”，《新修本草》说“此叶似大蒜，四月蒜熟时采，良。……出润州、荆州、襄州者，最佳，江南诸州亦有。”其中润州即今江苏镇江，荆州即今湖北恩施，襄州即今湖北襄阳。润州及产江南者是指浙贝母，荆州及襄州产者是指湖北贝母，且与所记述“叶似大蒜，四月蒜熟时采”也相符合。说明贝母类药材的道地产区发生了变迁，明代前期均以出润州、荆州、襄州者质佳，后期开始以川产者为重，逐渐以产于川蜀者质量为最佳。《本草图经》中记载：“贝母，生晋地，今河中、江陵府、郢、寿、随、郑、蔡、滁州皆有之。”《本草品汇精要》云：“唐本注云：荆、襄州产者佳，江南诸州亦有，道地峡州、越州。”《本草纲目拾遗》中则记有“出宁波象山”。《大宁县志》记载：“贝母，银厂坪所产为佳”。大宁，即今重庆巫溪，太白贝母在该县自然分布较广，说明这一时期太白贝母已经成为商品流通。至民国时期，《药物出产辨》则是分别记载了川贝母、浙贝母、平贝母的主产地，并对其产新时间进行划分。2020 年版《中国药典》也将太白贝母收录为川贝母的正品来源之一。

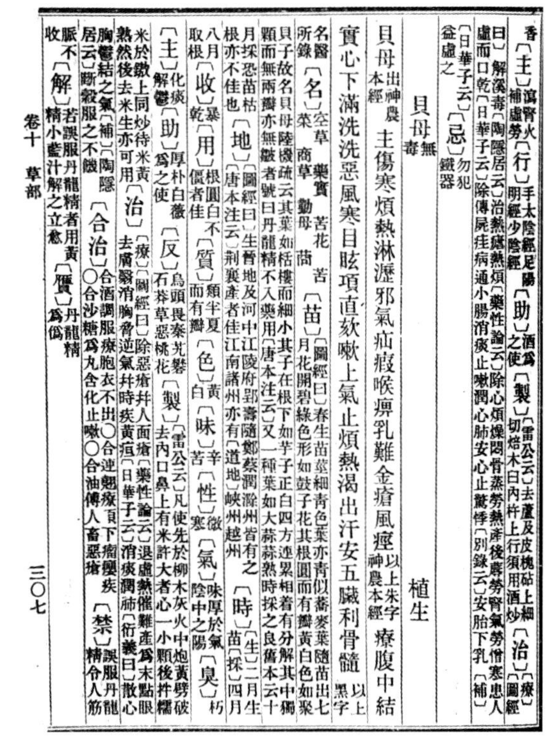
香〔主〕瀉腎火補虛勞〔行〕手太陰經足陽明經少陰經〔助〕酒爲之使〔製〕〔雷公云〕去蘆及皮槐砧上細切焙木臼內杵上行須用酒炒〔治〕〔療〕〔圖經
曰〕解溪毒〔陶隱居云〕治熱癘熱煩〔藥性論云〕除心煩燥悶骨蒸勞熱產後虛勞腎氣勞憎寒患人虛而口乾〔日華子云〕除傳屍疰病通小腸消痰止嗽潤心肺安心止驚悸〔別錄云〕安胎下乳〔補〕
〔日華子云〕益虛之〔忌〕勿犯鐵器

貝母 無毒 植生

貝母 出神農本經 主傷寒煩熱淋瀝邪氣疝瘕喉痹乳難金瘡風痙 以上朱字神農本經 療腹中結
實心下滿洗洗惡風寒目眩項直欬嗽上氣止煩熱渴出汗安五臟利骨髓 以上黑字
名醫所錄〔名〕空草藥實苦花苦菜商草勤母莔〔苗〕〔圖經曰〕春生苗莖細青色葉亦青似蕎麥葉隨苗出七月花開碧綠色形如鼓子花其根圓而有瓣黃白色如聚
貝子故名貝母陸璣疏云其葉如栝樓而細小其子在根下如芋子正白四方連累相着有分解其中獨顆而無兩瓣亦無皺者號曰丹龍精不入藥用〔唐本注云〕又一種葉如大蒜蒜熟時採之良舊本云十
月採恐苗枯根亦不佳也〔地〕〔圖經曰〕生晉地及河中江陵府郢壽隨鄭蔡潤滁州皆有之〔唐本注云〕荊襄產者佳江南諸州亦有〔道地〕峽州越州〔時〕〔生〕二月生苗〔採〕四月
八月取根〔收〕暴乾〔用〕根圓白不偃者佳〔質〕類半夏而有瓣〔色〕黃白〔味〕辛苦〔性〕微寒〔氣〕味厚於氣陰中之陽〔臭〕朽
〔主〕化痰解鬱〔助〕厚朴白薇爲之使〔反〕烏頭畏秦艽礬石莽草惡桃花〔製〕〔雷公云〕凡使先於柳木灰火中炮黃劈破去內口鼻上有米許大者心一小顆後拌糯
米於鏊上同炒待米黃熟然後去米生亦可用〔治〕〔療〕〔圖經曰〕除惡瘡并人面瘡〔藥性論云〕退虛熱催難產爲末點眼去膚翳消胸膂逆氣并時疾黃疸〔日華子云〕消痰潤肺〔衍義曰〕散心
胸鬱結之氣〔補〕〔陶隱居云〕斷穀服之不饑〔合治〕合酒調服療胞衣不出○合連翹療頸下瘤癭疾○合沙糖爲丸含化止嗽○合油傅人畜惡瘡〔禁〕誤服丹龍精令人筋
脈不收〔解〕若誤服丹龍精者用黃精小藍汁解之立愈〔贗〕丹龍精爲僞

卷十 草部 三〇七

《本草品汇精要》中关于贝母的记述

3. 药用历史沿革

贝母具有清热润肺、化痰止咳、散结消痈的功效，主要用于治疗肺热燥咳、干咳少痰、阴虚劳咳、咯痰带血、瘰疬、乳痈、肺痈等症状。前文所述“陟彼阿丘，言采其蝱”的意思是：登高来到那山冈，采摘贝母治忧郁。由此不难看出，在当时已明确将贝母作为药用，以消除郁结之气。《本草纲目》曰：“贝母能散心胸郁结之气，故诗云，言买其莔，是也。作诗者，本以不得志而言。今用于治疗胸中不快，多愁郁者殊有功，信矣。”《神农本草经》记载贝母：

"味辛，平。主伤寒烦热，淋沥，邪气，疝瘕，喉痹，乳难，金疮，风痉。"《本草经集注》《名医别录》中记载贝母可清肺热、止咳。《新修本草》则在前人的基础上做了较为完备的药效记载："主伤寒烦热，淋沥邪气，疝瘕，喉痹乳难，金疮风痉。疗腹中结实，心下满，洗洗恶风寒，目眩项直，咳嗽上气，止烦热渴，出汗，安五脏，利骨髓。"可见到了唐代，贝母不仅用于治疗咳嗽等，还可治人畜恶疮、瘿瘤等疾患，使其效用增添了新的内容。《本草汇言》曰："贝母，开郁下气化痰之药也。……至于润肺消痰，止咳定喘，则虚劳火结之症，贝母专司首剂"。至清代，诸家对贝母的论述更加详尽，川贝母、浙贝母、土贝母各自效用更加明确，如《本草逢源》曰："浙产者，治疝瘕，喉痹，乳难，金疮，风痉，一切痈疡。"《本草从新》曰："润心肺，化燥痰。治虚劳烦热，咳嗽上气，吐血咯血，肺痿肺痈，喉痹目眩，淋沥，瘿瘤，乳闭产难。功专散结除热，敷恶疮，敛疮口。能入肺治燥，非脾家所喜。川产开瓣，圆正底平者良。"

植物形态

太白贝母为多年生草本，植株高达 50 厘米，栽培时可更高。茎生叶 5~10 片，栽培植株的叶可达 20 余片；叶对生，中部兼有轮生或散生，线形或线状披针形叶，长 7~13 厘米，宽 2~8 厘米，最下面一对叶先端钝圆，余叶先端渐尖，直伸或卷曲。花 1~2 朵，栽培品的花可多达 8 朵，钟形，黄绿色具紫色斑点，

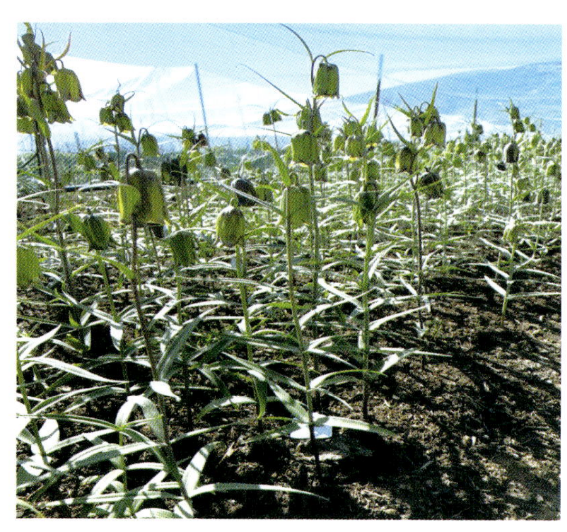

太白贝母原植物

紫色斑点密集成片状；花被片紫色，具黄褐色斑点；叶状苞片与下面叶合生或不合生，具单花时叶状苞片通常与下面叶合生，先端直或弯曲，栽培时卷曲；花被片长 2.5~5 厘米，外花被片呈窄长圆形或倒卵状长圆形，宽 0.6~1.3 厘米，先端钝圆或钝尖，内花被片倒卵形、匙形或倒卵长圆形，宽 1.2~1.8 厘米，先端圆或具钝尖；雄蕊 6，花药基部着生；蜜腺窝稍突出，蜜腺圆形或近圆形，长 2~3 毫米，紫色或深黄绿色，离花被片基部约 5 毫米，花被片在蜜腺处弯成钝角；花丝基部无乳突，上部有不明显或明显乳突；花柱分果。蒴果长 1.8~2.5 厘米，棱上有宽 0.5~2 毫米的狭翅。花期 5—6 月，果期 6—7 月。

生长习性

太白贝母多生长于海拔 1800~3150 米的山坡、草丛或水边，土壤以棕壤为主，适宜温度为 10.7~17.2 ℃，相对湿度为 60.4%~74.6%，富含腐殖质、肥沃、质地疏松、透水，无树根、石块、湿润的土壤最适宜生长。

分布

太白贝母分布面积较广，主要分布于秦岭太白山及四川大巴山区，重庆、湖北、甘肃、宁夏、山西等地亦有分布。

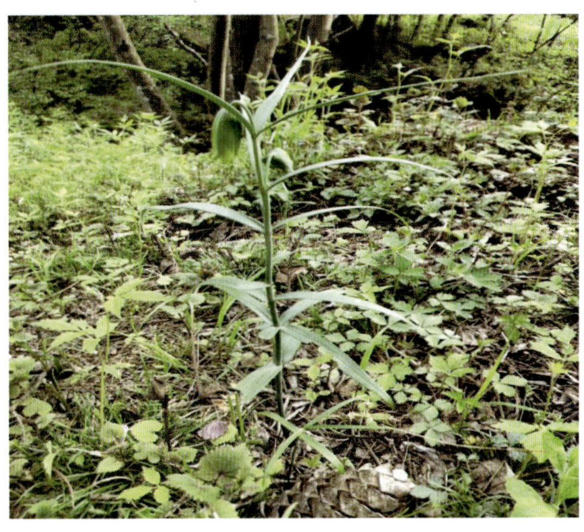

太白贝母生境

栽培历史

20 世纪 70 年代，四川等地开始引种太白贝母。1983 年，太白贝母野生变家种技术成功，但因价格不高，不具规模。自 2010 版《中国药典》将太白贝母收录在川贝母项下后，各地开始大规模发展太白贝母的人工栽培研究和基地建设。2013 年，陕西太白县太白贝母被列为中国国家地理标志产品。2016 年，重庆市中药研究院成功选育太白贝母新品种“巫溪太白贝母”。2023 年，陕西省市场监督管理局发布陕西省地方标志《太白贝母生产技术规范》(DB61/T 1712—2023)。目前，陕西太白，重庆巫溪、城口，四川万源等地已形成较大规模的太白贝母人工栽培基地。

采收加工

多部典籍均提到贝母应“去心”使用，《本经逢原》对其进行解释：“凡肺经药皆当去心，不独贝母也。其独颗无瓣者名丹龙睛，误服令人筋不收持。”在唐代及以前，太白贝母的采收及产地加工方法主要为“十月采根，曝干”，且产地记载主要为“晋地”(今山西东南部地区)。此后出现“四月蒜熟时采”“八月采根，曝干”等采收及产地加工方法。随着用药经验逐渐丰富，产地、形、色、味等性状指标被纳入贝母的品质评价指标体系，且多以四川所产、圆正底平、色白而润者为质量最佳。

《中国药典》自 1963 年版开始收载川贝母，规定其于夏、秋二季，或于积雪融化时采挖，除去泥土及须根，晒干或微火烘干即得，强调其“多系野生”。1977 年版《中国药典》修订采收时间为“初夏”，并强调地上部位的状态为枯萎期，修订辅料“石灰”为“贝壳粉”，修订干燥方法为“干燥”，即晒干、烘干、阴干均可。1985 年版《中国药典》首次增加趁鲜切片的加工方法，并延续至今。2010 年版《中国药典》将太白贝母收载为川贝母的来源植物，在夏、秋二季或积雪融化后采挖；人工栽培太白贝母的适宜采收期为每年 7—9 月，应于地上部分枯萎后，选晴天采收。从畦的一端按顺序翻挖，挖时尽量防止鳞茎受损伤。挖出的鳞茎，除留种移栽外，其余加工成商品。

药材性状

太白贝母鳞茎大多呈长锥形，体表粗糙，欠光滑，部分缢缩，类白色、淡黄色或棕黄色，有类似炉贝上的黄斑；高 0.5~1.5 厘米，直径 0.3~1.4 厘米，大小悬殊，外层 2 鳞叶大小不等或近等大，抱合紧密或靠合，顶端闭合，偶有开裂，小鳞片短圆形、长条形，或近线形；体轻，气微、味淡。

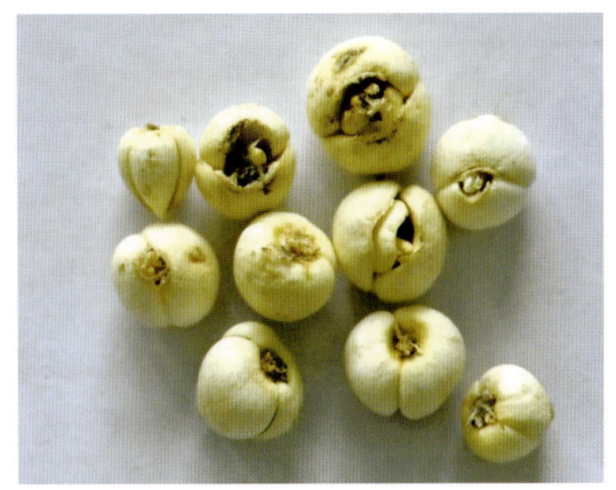

太白贝母药材

炮制

鲜切饮片 原产地趁鲜切片，通过恒压烘箱于 70 ℃干燥，使其外观皱缩呈灰褐色。

石蛤饮片 擦去外皮，拌以石灰、蛤粉，吸取擦出的浆汁干燥，切片，使其外观平展，呈粉白色。

性味归经

味苦、甘，性微寒。归肺、心经。

功能主治

清热润肺，化痰止咳，散结消痈。

用法用量

煎服，3~6 克。

贮藏

储存于阴凉干燥处，保持清洁、通风，定期检查，防止虫蛀、霉变、腐烂、泛油等的发生。禁止用磷化铝和二氧化硫熏蒸。也可采用现代气调贮藏方法，于包装或库内充氮气或二氧化碳。

化学成分

太白贝母含有丰富的化学成分，主要有生物碱、皂苷及非生物碱嘧啶和嘌呤类等，包括西贝母碱、贝母辛、贝母素甲、贝母素乙、核苷（如胞苷、尿苷、鸟苷、胸苷、腺苷）及碱基（如尿嘧啶、腺嘌呤）等。其中生物碱类、总皂苷是其镇咳、消炎、祛痰作用的主要有效成分，而核苷类具有抗炎、抑制血小板凝聚、降血压、松弛平滑肌等作用。

药理作用

1. 止咳、平喘作用

太白贝母能清肺化痰、止咳，可用于治疗外感风热或痰火郁结所致的咳嗽。 其含有的单体生物碱能显著抑制小鼠的咳嗽频率，并延长咳嗽潜伏期，且对潜伏期的延长作用与剂量呈正相关。有研究显示，太白贝母中所含的贝母甲素、贝母乙素、蒲贝酮碱、西贝素和西贝素苷具有止咳平喘作用，其可作用于气管壁 M 受体，从而对卡巴胆碱诱导的豚鼠离体气管产生舒张作用。

2. 祛痰作用

药理研究采用气管酚红法证实，太白贝母含有的单体生物碱（如西贝素、浙贝乙素、平贝碱甲、贝母碱等）能显著提高气管内酚红排泌量，即通过促进小鼠气道液体分泌而稀释痰液，起到祛痰作用。

3. 镇静作用

通过观察贝母素甲和贝母素乙对小鼠中枢神经系统的作用发现，在2.0mg/kg的剂量下，贝母素甲和贝母素乙能减少小鼠的自发活动及咖啡因诱导的活动次数，延长小鼠睡眠时间，提高睡眠发生率，从而发挥镇静作用。

4. 抗菌、抗炎作用

太白贝母醇提取物对葡萄球菌和卡他球菌具有抑制作用，总生物碱提取液对金黄色葡萄球菌及粪肠球菌均有较明显的抑制作用。太白贝母粉末和醇提物能明显抑制二甲苯所致的小鼠耳郭肿胀，抗炎效果显著。

5. 抗肿瘤作用

太白贝母的总生物碱提取物能显著的抗结肠癌 SW480 细胞活性，阻滞其细胞周期进程。太白贝母总生物碱及其生物碱中含有的单体化合物（如川贝酮、西贝碱、贝母辛等），均可有效抑制真核生物肿瘤细胞增殖。

6. 降血压作用

研究发现，太白贝母的水提取物可以通过改善肾功能及促进血管中一氧化氮的合成，抑制 L- 硝基 - 精氨酸甲酯诱导的小鼠收缩压升高。此外，贝母提取物也可以通过抑制血管紧张素转换酶活性，以及激活血管组织中释放一氧化氮 / 环磷酸鸟苷（NO/cGMP）信号通路发挥降压作用。

7. 抗溃疡作用

太白贝母中所含的贝母碱对大鼠结扎幽门性溃疡、消炎痛型溃疡及应激性溃疡均有显著抑制作用。其抗溃疡作用机制之一可能是抑制了胃蛋白酶活性。

临床应用

太白贝母具有润肺散结、止咳化痰的独特功效。临床上主用于治疗虚劳咳嗽、吐痰咯血、心胸郁结、肺痿、肺痈、瘿瘤、瘰疬、乳痈等。如太白贝母、桔梗各 15 克，甘草 10 克，水煎服，常用于治疗支气管炎。太白贝母与知母、石膏同用，具有清热润燥，化痰止咳的作用，可治疗外感燥痰之证。

与瓜蒌、天花粉、橘红等同用，用于燥热伤肺所致之咳嗽痰黄、咳吐不爽、咽喉干痛，如贝母瓜蒌散（《医学心悟》）。与天麻、胆南星、石菖蒲等同用，具有豁痰开窍、息风镇惊的作用，用于痫证突然发作，昏扑在地，喉中痰鸣，发出类似猪、羊叫声，甚则抽搐目斜，亦治癫狂，如定痫丸（《医学心悟》）。

参考文献

[1] 神农本草经 [M]. 马继兴，辑注 . 北京：人民卫生出版社，2013.

[2] 诗经 [M]. 朱熹，注 . 上海：上海古籍出版社，1987.

[3] 陶弘景 . 名医别录 [M]. 尚志钧，辑校 . 北京：人民卫生出版社，1986.

[4] 李时珍 . 本草纲目 [M]. 北京：人民卫生出版社，1979.

[5] 赵学敏 . 本草纲目拾遗 [M]. 北京：人民卫生出版社，1963.

[6] 苏敬. 新修本草 [M]. 北京：华夏出版社，1999.

[7] 国家药典委员会 . 中华人民共和国药典：一部 [S]. 北京：中国医药科技出版社，2020.

[8] 苏颂. 本草图经 [M]. 北京：人民卫生出版社，1938.

[9] 《中国药学大辞典》编委会. 中国药学大辞典 [M].2 版 . 北京：人民卫生出版社，2010.

[10] 杨曦亮，张勇慧，阮汉利，等 . 中药贝母的本草考证 [J]. 亚太传统医药，2006（7）：69−72.

[11] 王丽，彭锐，李隆云 . 川贝母新资源太白贝母的研究进展 [J]. 安徽农业科学，2011，39（36）：22309−22310，22327.

[12] 曹新伟 . 川贝母的化学成分研究与贝母属药用植物质量评价 [D]. 北京：北京协和医学院，2008.

[13] 陈梅花，王慧春，朱艳媚，等 . 贝母的药理研究 [J]. 安徽农学通报，2007，13（1）：103−105.

[14] 梁慧婵，肖百全，连雪科，等 . 太白贝母祛痰实验研究 [J]. 中国民族民间医药，2010（15）：82−83.

[15] 陈昊，丛晓峰，李为民，等 . 太白贝母生产技术规程 [J]. 陕西林业科技，2021，49（5）：122−124，130.

[16] 马鹏，王丽，王娅民，等 . 太白贝母的止咳、祛痰和抗炎作用研究 [J]. 中药药理与临床，2014，30（1）：87−89.

[17] 周颖，季晖，李萍，等 . 五种贝母甾体生物碱对豚鼠离体气管条 M 受体的拮抗作用 [J]. 中国药科大学学报，2003，34（1）：58−60.

[18] 杨仕军，祖承哲，赵欣，等 . 不同品种川贝母对小鼠复发性哮喘的疗效比较 [J]. 中草药，2013，44（15）：2124−2129.

[19] 陈鹊，王元彪，刘正琼，等 . 产生物碱的甘肃贝母内生真菌的筛选、鉴定及抑菌活性测定 [J]. 中国农学通报，2012，28（22）：247–252.

[20] DAEGK，EUNJS，YUNML，et al. Effects of bulbus Fritillaria water extract on blood pressure and renal functions in the L–NAME–induced hypertensive rats[J]. Ethnopharmacol，2004，91（1）：51–56.

[21] KANGDG，HYUNCHEOLOH，CHODK，et al. Effects of bulb of Fritillaria ussuriensis maxim. on angiotensin converting enzyme and vascular release of NO/cGMP in rats[J].Ethnopharmacol，2002，81（1）：49–55.

[22] 王晓杰 . 用川贝母组方治疗肝硬化腹水 [J]. 中医杂志，2004，45（6）：410.

[23] 陈晋宇 . 川贝母治小便淋沥 [J]. 中医杂志，2004，45（6）：412.

[24] 朱金宏 . 活血散结法治疗乳腺小叶增生症 180 例 [J]. 河南中医，2006，26（3）：40.

[25] 崔治家，马艳珠，张小荣，等 . 川贝母化学成分和药理作用研究进展及质量标志物的预测分析 [J]. 中草药，2021，52（9）：2768–2784.

[26] 肖忠华，牟凤林，邓晶荣，等 . 太白贝母提取物对人结肠癌 SW480 细胞增殖抑制作用及其机制的研究 [J]. 肿瘤药学，2018，8（4）：505–511.

本草备要

医学之要，莫先于切脉。其次，则当明药性。